FUTAMI

改訂新版

免疫ミルクはなぜ
リウマチ、ガン、感染症に
効くのか

旭丘光志 著

サラ・ブックス

二見書房

はじめに――健康復元の新しい武器〝免疫ミルク〟

私たちが生きるこの地上世界は、病原菌やウイルス、有害物に満ちた危険がいっぱいの場所である。

産まれたばかりの赤ちゃんは、生体防御機能がまだ未完成で丸裸同然である。にもかかわらず、赤ちゃんは生まれて半年間はほとんど病気をしない。母親の体がつくりだした生体防御物質（抗体や抗炎症物質など）を、母乳を通して母親から贈られるからだ。この巧妙な仕組みを母子免疫という。

無防備な赤ちゃんを守ろうというこの絶妙な愛の免疫の仕組みを、病に苦しむ人や一般の人びとの病気予防や病気回復の武器として活用しようと、アメリカで〝超免疫バイオ技術〟により開発されたのが〝免疫ミルク〟である。

人間に感染しやすい二六種類の悪玉細菌を無害化したワクチンを、雌牛に連続投与すると、牛は体内でそれぞれの細菌を無害化する特異抗体（免疫抗体）をつくる。

そして、その抗体は牛乳に含まれて出て来る。さらに、その牛乳にはＨＩＭＦという強力な抗炎症物質や抗高血圧物質、抗コレステロール物質など多様な生理活性物質が豊富に含まれている。

免疫ミルクは五十二年前（初版刊行時の三十九年前）にアメリカ・スターリ研究所で開発されて以来、毎年多くの医療機関で試飲調査が行なわれ、そこに秘められた健康復元力の幅広さと切れ味の確かさが医学的に明らかにされてきている。

いまもっとも問題になっている身近な病原菌による日和見《ひよりみ》感染に対して免疫ミルクは切り札的効果を発揮する。

そのほか、体内から牙を剝いてくる自己免疫疾患であるリウマチや関節炎、膠原病の数々、そしてアレルギー性疾患であるゼンソクや鼻炎、花粉症、アトピー性皮膚炎、さらにいわゆる成人病（生活習慣病）といわれる高コレステロール、動脈硬化症、心疾患、腎障害、高血圧にいずれも非常に高い改善率を示すことが、試飲調査で明らかになっている。

もっと驚くべきは、現代医学による攻撃的なガン治療を受けるとき、免疫ミルクを併用することで患者の免疫力が飛躍的に高まり、生体防御機能が十全に発動されるため、副作用が改善されＱＯＬ（生活の質）が向上し、苦痛が和らいで、延命期間が格段に延びることである。

免疫ミルクは、すでに世界各国で飲まれており、特に健康保険制度が日本のように整っていない台湾では、すでに三〇万人の人びとに愛用されている。

日本でもホスピスで、ガン終末期の患者さんに飲まれたり、リウマチ専門病院で試飲調査が行なわれたりして、免疫ミルクの効果が間違いないことがかなり確認されている。

免疫ミルクのこうしたはたらきのメカニズムを基礎医学的に解明しようという研究が、日本でも九州大学生体防御医学研究所の野本亀久雄教授（ガン免疫学・日本移植学会理事長）や北里研究所の鈴木達夫博士らによって八年前から精力的に進められており、日和見感染防止やガン、リウマチに対する作用についてはすでに明らかにされている。

また本書改訂にあたって野本博士への再取材により、二〇〇九年世界的な大流行で恐れられた「新型インフルエンザ」の予防にも免疫ミルク飲用が有効である事実がその理由とともに明らかにされた。心強いことである。

日本は恐るべき勢いで高齢化社会に突入しつつあるが、高齢化とともに免疫力など体本来の生体防御力が急速に低下し、病気を呼びこみやすくなる。

ガンなどは老化から発生する病気の代表的なものだが、ガン死亡者の多くはガンそのもので命を取られるのではなく、ガンで免疫力が低下するため、もともとは体内で共存していて悪さをしないはずの病原菌が日和見感染症を起こし、それによって亡くなっているという。

免疫ミルクが、高齢者一般を延命させることは医学的にも解明されてきている。

これからの高齢化社会にとって、ベースになる機能性食品として、免疫ミルクはいま、医療関係者からも熱い眼差しを送られているのである。

目次

第1章　医師・薬剤師の目を瞠らせた免疫ミルクの威力

動けないほど悪化した慢性関節リウマチを免疫ミルクで克服

アレルギーからガンまで、治癒への頼もしい援軍

第2章　免疫ミルクはなぜ多くの病気に効くのか

第3章　免疫ミルクのメカニズムはここまで解明された

第5章　リウマチ医療の現場に力を与える免疫ミルク

第6章　医学関係者の熱い視線を浴びる免疫ミルク

終　章　生き生きとした人生をまっとうするために

協　力　九州大学・生体防御医学研究所
スターリ研究所

写真提供　旭丘光志

序章　母子免疫から産まれた〝免疫ミルク〟の健康復元力

免疫学の進歩が新しい健康回復食品を産み出した

母親の初乳には高濃度の生体防御物質が秘められていた

初めて〝免疫ミルク〟という名を聞くという方も多いに違いない。

それも当然で、日本には一九九五年十一月に初めてアメリカから入ってきた新しいタイプの一種の機能性食品なのである。

〝新しい〟とことさら断るのは、免疫ミルクが従来からある多くの機能性食品とはまったく異なるコンセプト（概念）により産み出された健康維持・回復物質の集合体であるからだ。

免疫ミルクは〝母子免疫〟の絶妙な仕組みから発想された。

産まれたばかりのヒトの赤ちゃんは、母体の胎盤を通して母親の免疫力の一部を受け継いでいるが、それはまだ不完全なものにすぎない。

にもかかわらず、赤ちゃんは生後約半年ほどのあいだ、自分の体で抗体（体の外から侵入してきた細菌などの抗原と反応して無害化する）や感作リンパ球など、自らを守る免疫の武器をつくることができない。

しかし、産まれ出たこの世界には病原菌やウイルスなどが満ちており、赤ちゃんにとっては危険がいっぱいである。

ところが、赤ちゃんは産まれて半年間、麻疹やジフテリア、風邪などの感染症にはほとんどかからないことが昔から体験的に知られている。

その秘密は、出産後いちばん早く出る母乳（初乳）にある。

初乳には、妊娠中に母体がつくり出した抗体や生理活性物質や、母親が出産の年齢まで生きてきた年月のなかで獲得した免疫物質、生体防御物質が高濃度に含まれているのだ。

初乳は、ある意味では〝母親が愛するわが子に分け与える自己防御兵力〟といってもいい。

赤ちゃんを守るこのすばらしい仕組みを、医学的には〝母子免疫〟あるいは〝受動免疫〟という。

免疫学の進歩によって、初乳に含まれる生体防御物質はたんに感染症を防ぐだけではなく、もっと広範な健康維持、改善、回復のはたらきを担っていることが、しだいに明らかになってきた。それは炎症性疾患、リウマチ、膠原病《こうげんびょう》などの自己免疫疾患から、花粉症、ゼンソク、アトピー性皮膚炎といったアレルギー性疾患の予防と改善にまでおよび、さらに大腸ガンをはじめとした多くのガンの予防やガン治療時の免疫力の向上にも大きな力を発揮するのである。

人の母乳以上に強力な免疫力をもつミルクが開発された

母子免疫というこの精妙なコンセプトを、赤ん坊だけではなく広く一般の人びとの健康維持、回復、病気の予防と改善に活用しようという発想から、三十九年前にアメリカのスターリ研究所で研究開発されたのが〝免疫ミルク〟なのである。

母子免疫（受動免疫）を人の乳ではなく、雌牛を使って、より意図的に起こさせようというものだ。母牛の体内で営まれる免疫活動を利用して、牛乳のなかに多種多様な抗体成分やラクトフェリンなど体を守る生体防御成分あるいは抗炎症物質を産生させるのである。

こうした成分を含む牛乳を飲むことで、病気を予防でき、健康回復への強力なバックアップ態勢を整えることができる。免疫ミルクは、人の母乳以上に強力な受動免疫力をもつミルクをつくろうという狙いで開発された——と、スターリ研究所のダニエル・ギンガリッチ博士は強調する。予防したい病気や改善させたい病気にターゲットを絞った抗体成分を意図的に牛乳のなかに含ませることができるのだ。その方法を〝超免疫バイオ技術〟という。

牛乳は、あくまでも食品である。しかし、免疫ミルクは、それに病気の予防と改善の成分がさらに付加された高度な〝機能性食品〟なのである。

「私たちが開発した免疫ミルクは、人間に感染しやすい二六種類の病原性細菌を不活化（無害化）してから、ワクチンとして雌牛に継続的に投与し、牛の体内でそれらに対する抗体を産生させたものです。その牛から出る乳には、病原菌に対する抗体のほかに、通常の牛乳の百倍から一千倍もの抗炎症物質や抗高血圧物質、抗コレステロール物質など、実に多種多様な健康回復物質が多量に含まれています。抗体と健康回復物質の宝庫といっていいでしょう。牛の体内でつくられた抗体成分ですが、もちろん人間にも充分有効です」

むろん、そのいっぽうで、免疫ミルクも牛乳には違いないから、一般の牛乳に含まれる栄養成分も含まれているが、タンパク質は通常牛乳の二〜三倍、乳糖やビタミン、カルシウム、ミネラル類もかなり高濃度と、栄養価の面からもレベルが高い、とギンガリッチ博士は語る。

免疫ミルクは、生体防御物質と高度な栄養という両面から健康を守るはたらきをするのだ。

アメリカでは開発後間もないころから三十九年間にわたって、毎年多数の人びとを対象にした飲用試験がつづけられてきており、免疫ミルクの驚くほど幅の広い健康回復効果が明らかになっている。臨床試験や二重盲検法（免疫ミルクと通常のミルクを被験者にもわからないかたちで投与）による対照試験、動物実験による基礎研究も、スイスやニュージーランド、日本（九州大学・生体防御医学研究所）などで広く行なわれ、医学的にもそのメカニズムがしだいに解明されつつある。

〝免疫ミルク〟にはどのような健康回復効果があるのか

この三十九年間にわたる取り組みで見えてきた免疫ミルクの健康回復効果をひと通り挙げてみよう。

二六種の病原菌抗体による幅広い感染症の予防と改善（具体的には本文で紹介）、リウマチ性関節炎、心臓炎、一般的な関節炎、痛風による関節炎、粘液嚢炎、腱炎、腎炎、便秘、気管支ゼンソク、風邪の予防と改善、アレルギー性疾患、コレステロール低下作用、血圧の降下、皮膚疾患（湿疹など）、心臓内皮細胞の保護作用、アテローム性動脈硬化症、骨の改善、虫歯予防と歯肉炎の改善、エイズの日和見感染症、スポーツ選手の免疫抑制を阻止、加齢による免疫機能の低下を阻止、食欲増進、睡眠の質の向上、エネルギー不足、狼瘡、ガン治療時の免疫力保持と副作用の軽減など——。

薬でもない免疫ミルクの健康回復効果をこのようにならべたてるのは、いかにも仰々しくてどうかとも思うが、しかし、これは事実である。

もちろん、免疫ミルクを飲めば誰でも一〇〇パーセントこうした健康回復効果を得られるというわけではない。五八・七パーセントから八八・九パーセントの範囲での改善率である。

リウマチ、ガンなどの医学的治療を強力にバックアップ

病院でも医師たちが免疫ミルクを使いはじめた

当然のことながら、それぞれの病気には現代医学での治療法も薬もある。そうした治療を受けながら、その治療効果をバックアップするという意味で飲むというのが、免疫ミルクのよさを活かす最善の方法である。

現代医学的な治療法や薬も完全ではないことは、どの医師も研究者も認めている。その欠けた部分を補うというところに、機能性食品の存在価値がある。

"病気を治すのは医者"という考え方が長く私たち現代人を支配してきた。しかし、医学が非常に高度になり病気ごとに専門化してしまった結果、医者は患者の全体を診るのではなく病んだ部分のみを治療するようになってしまった。治療に使われる化学薬品は切れ味が鋭く、患部には効果的だが、体全体から見るとどこかにその影響が出て、スッキリ爽快に健康が戻ってきたという感じがもてない。

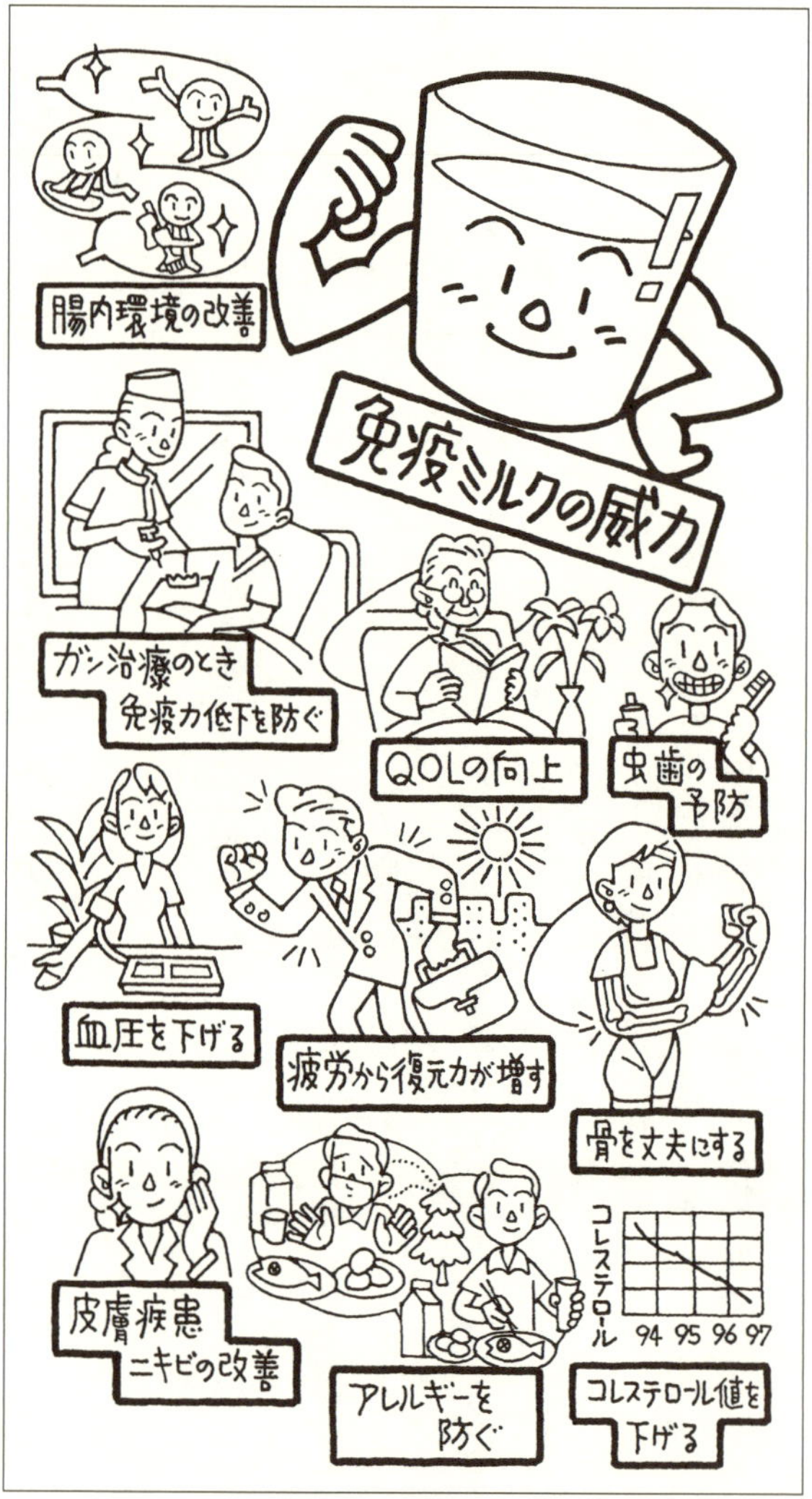
免疫ミルクの威力
腸内環境の改善
ガン治療のとき
免疫力低下を防ぐ
QOLの向上
虫歯の
予防
血圧を下げる
疲労から復元力が増す
骨を丈夫にする
皮膚疾患
ニキビの改善
アレルギーを
防ぐ
コレステロール
94 95 96 97
コレステロール値を
下げる

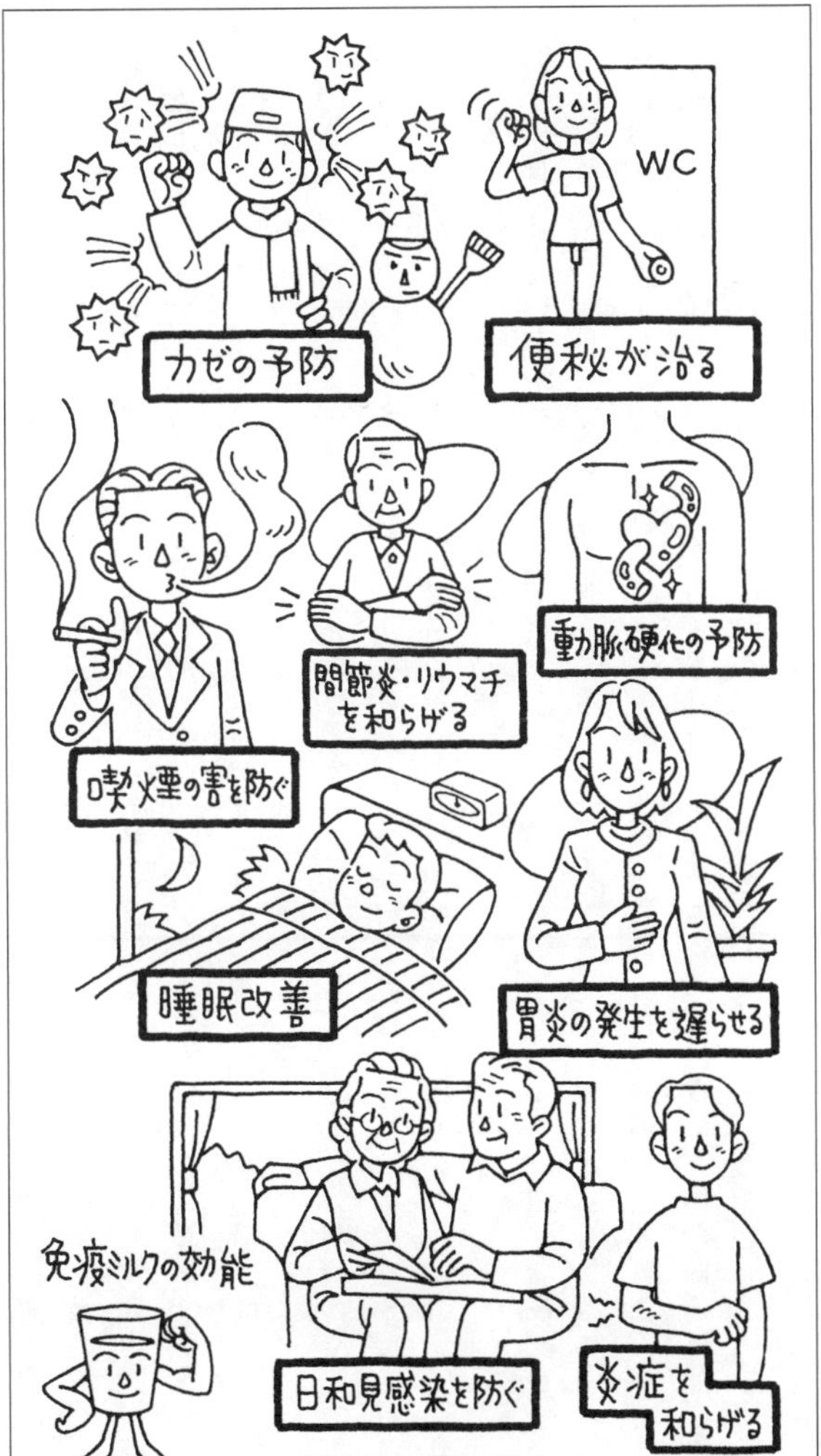
カゼの予防
WC
便秘が治る
喫煙の害を防ぐ
関節炎・リウマチを和らげる
動脈硬化の予防
睡眠改善
胃炎の発生を遅らせる
免疫ミルクの効能
日和見感染を防ぐ
炎症を和らげる

イラスト……根市　譲

そうしたことへの反省から、病気を癒し本当の意味での健康を取り戻す主体は患者自身にあり、医師は専門的な立場からその手助けをするにすぎない、という考え方が生まれてきた。

病んだとき自らができる範囲で、生活の仕方や食物や運動をコントロールして健康回復への努力をし、医師の力を借りながら病を克服していく。そのようにして自らの意志で病を乗りきる癒しには、達成感にともなう満足感があり、心身ともに爽快となる。病と闘う多くの人たちに会って、そのことを実感してきた。

そのように自らが主人公となって病と取り組もうというとき、薬ではないが病状や体の不調にターゲットを絞って使える、癒しの力が明らかな機能性食品は、強い味方になってくれる。〝免疫ミルク〟という〝生存の基本部分を担う新しい機能性食品〟は、少なくとも先に紹介した病と闘おうというときには試してみる価値がある。

八年半前、すでに医療のこうした流れを読み、そのなかで免疫ミルクが重要な役割を果たすことになるものと着目して、基礎研究を開始した世界的な免疫学者が日本にいた。九州大学生体防御医学研究所・野本亀久雄教授である。野本教授は注目の日本移植学会理事長でもある。

「免疫ミルクは、薬のようにただ病気を癒すというようなものではない。体全体の〝健康復元力〟を高める力に優れているんじゃ。体が秘めている複雑で微妙な免疫機能を活性化し、そこへさらにプラスアルファを加えることによって、心身ともに生き生きとした状態に復元してく

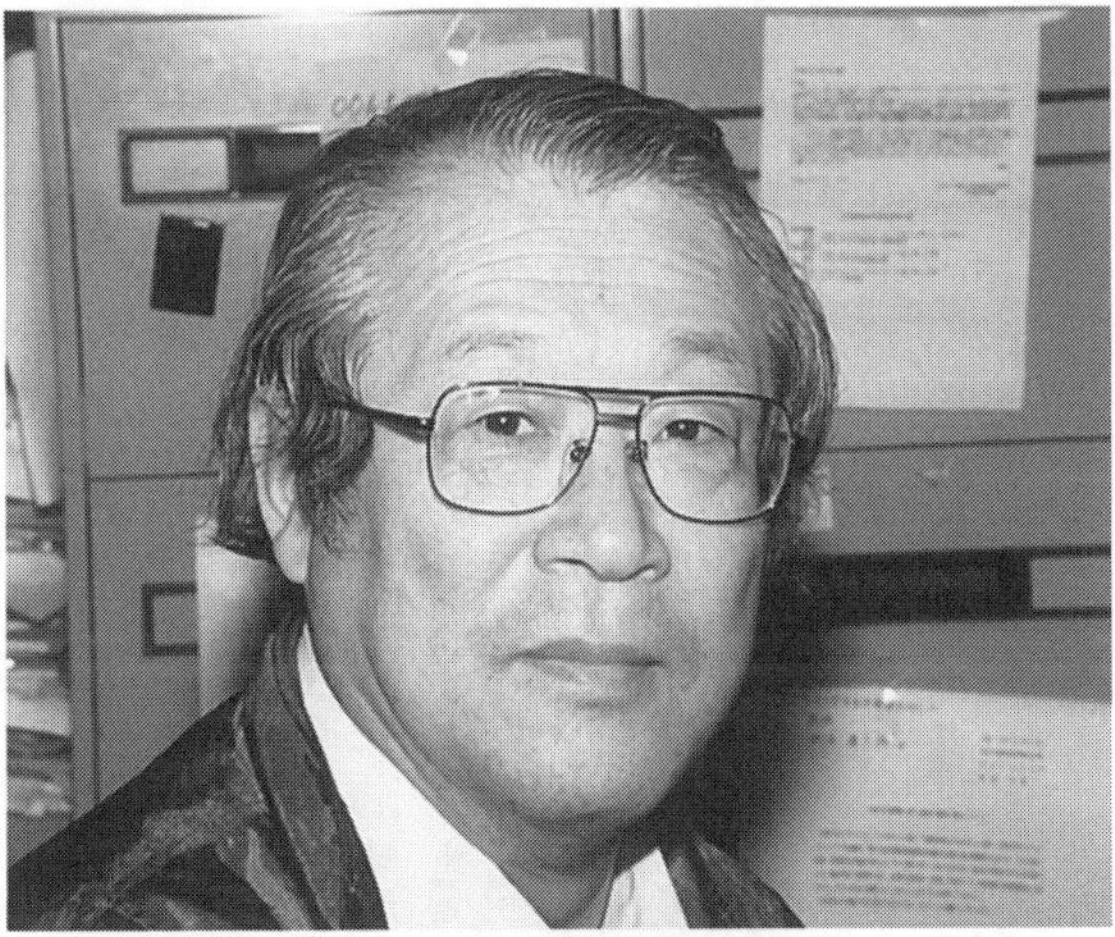
免疫学の第一人者、九州大学生体防御医学研究所の野本亀久雄教授

れる――病気も防いでくれる。QOL（生活の質）の向上など、より積極的に健康をもたらすんじゃ。そこにこそ免疫ミルクの真価がある」

野本教授は明快にいいきり、さらに、これからのガン治療の大きな課題である〝在宅ガン治療〟を進めるに際しても、免疫ミルクはなくてはならない患者の武器のひとつになるだろうと語る。

野本亀久雄教授はマウスによる動物実験で、抗ガン剤治療や放射線治療時の生存率を免疫ミルクが驚異的に高めることを解明したのである。自己免疫疾患（リウマチ、膠原病など）モデルマウスの生存率向上も明らかにした。

免疫ミルクに含まれる多角的な抗体成分や抗炎症物質、生体活性物質によってもたらされる体の〝健康復元力〟が生存率を向上させるメカニズムを、野本教授は免疫学的につまびらかにしたのである。

免疫ミルクの作用機序（メカニズム）の一部が、医学的に裏づけられたことで、医療現場の臨床医たちはそれを支えに免疫ミルクを自信をもって患者に勧めることができるようになった。

札幌のホスピスでは一九九五年四月から末期ガン患者に飲んでもらい、また東広島や福岡では多くのリウマチ患者たちが医師の指導のもとに免疫ミルクを試し、それぞれに健康復元効果が確認された。ほかにも、ある程度組織だてて免疫ミルクの飲用試験が行なわれている病院があり、いずれその成果も公表されるに違いない。

また、東京女子医大など、医師が個人的な関心から、免疫ミルクを日頃から親しい患者に飲んでもらっている例も少なくない。

〝医薬品としての免疫ミルク〟を目指す研究も進行中

現在市販されている免疫ミルクは、すべて機能性食品である。

だが、そのいっぽうで、食品ではなく〝医薬品としての免疫ミルク〟をめざす研究がアメリカ、日本をはじめとしてイギリスやニュージーランドなどの研究者により進められている。

治療目的にあわせた抗体を意図的に含有させることができる。多様な抗炎症物質が含まれる。

病気の予防、改善効果がたんなる食品のレベルをはるかに超える。副作用がなく安全性が保証されている——こうした観点から薬品として使えるのではないかと考えるのは当然のことだろう。

日本では、東北大学や岐阜大学で医薬品に向けた研究が行なわれている。ウイルスを抗原に使って乳幼児の腸炎を治療するための免疫牛乳など、特に薬物で副作用の害を受けやすい子供や妊婦・老人の治療には役立つのではないかと期待されている。

外国の免疫ミルク医療研究は、抗生物質の使いすぎによる下痢の予防や、乳幼児と子供の病気治療が第一の狙いである。

そのほか、宮城県立がんセンターなどガン関係の機関では、ガン治療に使える免疫ミルク医薬品をめざした研究が行なわれている。

医薬品として認可されるには厳密な作用機序（メカニズム）と膨大な臨床試験データが必要で、薬として実用化されるのはまだまだ先のことになるのだろうが、こうした医学界の反応と動きは、少なくとも免疫ミルクがたんなる食品や機能性食品の域を超える健康復元力を秘めていることを明らかに物語っているといっていいだろう。

いまはまだ機能性食品にしかすぎない免疫ミルクを、医療現場で日々患者と対する医師たちが使いはじめている、あるいは使ってみようとしている、そして臨床データをとりはじめている――そのように医師たちを魅きつけてやまない何かが、免疫ミルクにはたしかにあるのだ。

現代医学と免疫ミルクの連携プレイで生活習慣病を撃退

免疫ミルクは食品であり、日本でもすでにそれを知る一部の人びとが輸入元から直接入手したり薬局で買ったりして、自ら飲んでいる。

しかし、台湾、香港、東南アジアの国々、さらにニュージーランドなどでは、七～八年前から予想以上に多くの人びとに愛飲されている。台湾では、愛飲者が三〇万人に達し、一九九五年度の売り上げが一二〇億円にも達しているのだ。

日本のような国民皆保険の制度がない国では、免疫ミルクの健康復元力がおおいに頼りにされているのである。野本亀久雄教授はいう。

「日本でも、別な意味で今後、免疫ミルクが広く飲まれるようになるでしょう。

日本はいま、世界のどの国も経験したことのないような猛烈な勢いで高齢化社会に突入しつつある。長寿はたいへん喜ばしいことですが、高齢化とともに人の免疫力は加速度的に低下し、抗体産生能力も落ちてくる。生体調節機能も体のあちこちでバランスが崩れてきて、病気にかかりやすくなる。

成人病、慢性病といったものがそうですし、さらにガンや代表的な自己免疫疾患であるリウマチなども、一種の老化現象にともなって発現してくる病といってもいい側面がある。細胞性免疫能の低下で悪性腫瘍も発生しやすくなるんじゃ。

こういう高齢化とかかわりのある病気の予防と治療に、免疫ミルクは普段から安心して使うことができる。別な言い方をするなら、免疫の面からの老化対策、といってもいいんじゃないかな。いや、いまや成人病は高齢者だけの問題ではなくなりつつあるんじゃね」

一九九六年十二月、厚生省の諮問機関である公衆衛生審議会・成人病難病対策部会は、これまで三十年間使われてきた〝成人病〟という名称を〝生活習慣病〟に変更することを決定した。

これはたんなる名称の変更ではなく、これまで三大成人病と呼ばれてきたガン、心臓病、脳卒中をはじめとして、高血圧、糖尿病、動脈硬化症、腎臓疾患、リウマチ、膠原病、気管支ぜンソクなどの慢性疾患やアレルギー性疾患までを含め、広く生活に根ざす病気に対する概念そのものを変更しようというものだ。

成人病や慢性病はこれまで、中年期以降の疾病とされてきた。実際、発症は中高年になってからのほうが多い。だが、ここ十数年、子供のなかにも成人病の前段階ともいえる高血圧や高コレステロール状態が急増してきて危惧されている。

合成保存料が添加されているレトルト食品や油脂成分の多い菓子などを食べ、運動不足でストレスにさらされっ放しという生活が、子供の体を成人病体質へ引きずりこんでいるのである。子供のガンまで増加してきている。

成人病はいまや成人だけの問題ではなくなりつつあるのだ。

〝成人病〟は子供の時代から予防し、もし発症しかけたら素早く体内環境を健康な状態に引き戻してやらなければならない――そういう疾病になったのである。成人病は子供時代から体内で深く静かに育まれる病なのだ。成人病という呼び方は、いかにも成人になってからが問題のようで、現実を誤解させるおそれがある。

これらの病気が、食事、飲みもの、水、空気、環境、運動、睡眠、ストレス、飲酒、喫煙などの生活習慣によって招き寄せられるものであることから、新しく〝生活習慣病〟と名づけられることになったのである。

そして、生活習慣病は日々の生活習慣に根ざしているため、対策を大転換させなければならない。これまでは〝早期発見、早期治療〟を柱に進められてきた成人病対策だが、生活習慣病では〝予防〟に重点をおいた対策になる。

若いときから、いわゆる成人病世代になったときに出現してくる病気を視野に入れた予防的な生活をしていく――ということだ。

とはいいながら、社会も個人の意識も、おいそれと変わるものではない。たとえば、レトルト食品をいっさい食べないで暮らそうと思ったとしても、現状では不可能である。

また、生活習慣病を予防するということは、薬では基本的に無理だ。

生活習慣病の予防には、機能性食品こそが食品ゆえにもっとも適切で効果的に使える。

生きものにとって自然ではない環境のなかで生活しながら、その生活によってもたらされる害を、機能性食品がそれぞれにもつ長所や特色をうまく活用することで防ぎ、そのつど体に秘められている健康復元力をフルに発動させることで病気を防ぐことができるのだ。

健康復元力をもう少し具体的にいえば〝免疫力〟〝自然治癒力〟〝ホメオスターシス＝体の恒常性＝体温や血圧ＰＨなどを一定に保ち正常な生体活動を維持するはたらき〟ということになる。

こうした体の基本的な維持・防御機能は、薬ではむしろ乱されやすい。

病気になってしまったときは体にとっての非常事態であり、ある程度薬物によって受けるダメージと引き換えにしてでも強い薬を使わざるをえないだろうが、病気予防に薬を使うことは避けるのが普通だ。

生活の軌道修正をはかりながら、それでもどうしても足らざるところを機能性食品で補正し、あるいは健康復元力をサポートしてやる。

これこそが生活習慣病への対策の基本ではないか。

生活習慣病という、予防と治療にまたがる新しい疾病概念が、厚生行政のなかに提示されたからには、対策にも今後早急にそれに見合う新しいコンセプトが確立されなければならない。機能性食品は薬ではないが、こうした新しい時代の流れのなかで、かならず大きな役割を果たすことになるだろう。

免疫ミルクは、ここまでのごく大まかな説明だけでももうおわかりのように、免疫力を意図的に高めに維持する食品としての側面と、薬としての可能性の二面をもっていることから〝生活習慣病〟の時代の癒しに向いている。

免疫ミルクが本来的に抱えもつコンセプトは、生活習慣病という概念が打ち出されたいま、不思議なタイミングでピタリと時代への照準が合ったのである。

生活習慣病が発病してからも、免疫ミルクは従来の治療手段や薬と連携して充分に癒しの力を発揮する。

病気治療に必要な抗体を意図的に牛乳のなかにつくることができる免疫ミルクは、一種の免疫抗体補強剤のように特定の病気にターゲットを絞った使い方も、いつかできるようになるだろう。そこまでいけばもう、食品というより薬に近くなるのかもしれないが——。

いまのところは、二六種類の抗体と抗炎症物質、生理活性物資が含まれるミルクという食品の形で、ガンやリウマチの治療現場でも、一般の人びとの健康維持にも、免疫ミルクならではの役割を果たして飲用者の信頼を得ている。それで充分といえばいえるのである。

免疫ミルクには"薬にはない食品ならではの効用"もある

薬への傾斜をうかがわせるいっぽうで、免疫ミルクが食品であるからこそといえる、もうひとつの動きが始まってもいる。

それは、東札幌病院という全国的にもよく知られる札幌のガンホスピスで免疫ミルクを飲んだ患者さんたちから出た希望で、免疫ミルクを原料にしたアイスクリームができないだろうか、という声から始まった。

「ガン患者とはかぎりませんが、病人は熱っぽいことが多いですから、アイスクリームとして免疫ミルクが食べられたらいいなという、まさに患者さんの実感から出たご希望だったんですけれどね」

野本亀久雄教授の指導をじかに受けて、患者が免疫ミルクを飲む手伝いをした東札幌病院の濱口恵子副看護部長は、明るい表情でそう語り、薬とは異なる免疫ミルクには、薬ではないからこそのよさもあるという。

「うちは、医学的には打つ手もなくなっていて、もう薬も服《の》みたくないという終末期ガンの患者さんも多くて、免疫ミルクを飲んだからガンが治るなどということはないんですけれど。でも、ほとんどのかたは、免疫ミルクを飲みはじめてから体調がとてもよくなったんです。

血の気のなかった頬に赤味がさしてきまして、顔色がよくなる患者さんが多かったんですよ。見舞いにやってきた人に『あなた、どこが病気かわからない』といわれたと、とてもうれしそうに報告してくれた人もありました。

私たちは、薬でなくても患者さんにとってよければそれでいい、と考えているんです」

免疫ミルクを使ったアイスクリームやアメ、菓子などの開発が、そうした声に促されてすでに進んでおり、製品が私たちの前に出てくる日もそう遠いことではないだろう。

免疫ミルクはアメリカで開発されてからすでに三十九年ほど経っているが、日本でもやっといま、時代とドッキングされて人の健康を守るための多様な展開が始まろうとしているのである。

第1章　医師・薬剤師の目を瞠《みは》らせた免疫ミルクの威力

動けないほど悪化した慢性関節リウマチを免疫ミルクで克服

失明寸前の泥沼のなかで出会った免疫ミルク

「私は一九九六年春、慢性関節リウマチからくるいろいろな症状によって、ついに一級の身体障害者手帳をいただくことになってしまったんです。しかも、まだ進行している最中だといわれて怖くて心配で……」

神奈川県藤沢市に住む中桐加代子さん（六十六歳）は、このままいくと自分はどうなってしまうのか、という不安に苛《さいな》まれていた十一年前を思い出しながら声を震わせる。

身体障害者手帳は一級から六級まであり、一級はもっとも重い障害をもつ人に与えられる。

中桐さんの慢性関節リウマチが発病したのは、一九八六年の秋口だった。

「朝起きたら、突然歩けなくなっていたんです。私の実家は医者でしたので、すぐにK大学病院を紹介してもらって診ていただきましたら、慢性関節リウマチと診断されて三カ月間は実家で治療をつづけました。

でも、なかなか治療効果があがらず、その後、倉敷市のリウマチ専門病院に入院しました。ところが、薬があわなくて副作用まで出てしまったんです」

慢性関節リウマチ治療は、非ステロイド抗炎症薬だけでは効果が出にくいことから、金療法やD－ペニシラミン療法、ステロイド療法などを併せて行なうことが多いのだが、これらはいずれも大なり小なり副作用の危険をともなう。

中桐さんの場合は特に、D－ペニシラミンの副作用で投与三回めからひどいジンマシンが出たのである。

それでも六カ月間はその病院でがんばったが、効果もあまり思わしくないために退院。二、三カ月に一回の通院に切り替えた。

同時に、難病治療で著名な医師のいるS大学付属病院・難病治療センターでの通院治療を受けることになった。

「そこでの治療はステロイド剤中心で、これは初めのうちはよく効いたのですが、病気の勢いも強いものだから、その量がどんどん増えていきまして、ついに一日六錠も服《の》まなければどうにもならないようになったんです。そのためか胃潰瘍になってしまって……ムーンフェイスなんていう顔が真ん丸になる副作用なんかとっくに現われていましたし……。

こういう治療を受けながらも、私の病状は一進一退を繰り返しつつ確実に悪化して、全身的に機能が侵されていったんです。

膝が痛み、水がたまることから始まって、そのうちに手足の指の関節の腫れと変形が現われてきたんです。足の指は親指が外側に曲がってしまって激痛に襲われ、第二指以下は上に反り返ってしまう極限状態になり、指が関節から外れて……歩くことさえ不自由になってしまったのです。名前はなんというのか知りませんが、足の裏の骨でやっと体を支えるというぐあいでね。手の指も、左手はスネークといって指が反り返ってしまって内側に曲がらなくなり、それがある日一夜にして指の腱が切れてしまいまして、握力ゼロに。右手も親指と人差し指を除いた三本がスネークになり、使えるのは二本だけになってしまったんです。

体のほかの関節にも痛みや異常感があり、もちろん慢性関節リウマチ特有の発熱や全身倦怠感、疲労感も増大してきて、だんだん動けない状態になっていきました。

たぶん私が受けた現代医学でのリウマチ治療は、考えうる最高レベルのものだったと思います。そういう医療をもってしても、私の症状を食い止めることができなかった。

私だけではなく、リウマチ患者の病院仲間も長い治療の果てにほとんどの人たちが結局、人工関節を入れるようになっていましたし……自分も早晩そうなるのだろうと、暗いことしか考えなくなってしまってね。

なんとか希望的なことを、と思うんですが、リウマチ反応（CRP）は八〜九という恐ろしいような値から下がりませんし……悪化への泥沼にはまってしまったような気分から逃れられないんです」

そんなながで、一九九五年夏、さらに中桐さんを絶望の淵に突き落とすような異変が襲いかかってくる。

「ある朝、顔を洗おうと思って鏡を見たら、左目が真っ赤に充血していたんです。痛みもなく見え方も普通なんですが、とにかく気味が悪くて、すぐにS大学附属病院の眼科で診てもらいました。

眼圧がたいへん高くなっていたんです。あまり上がりすぎると、視神経が切れて失明する危険があるといわれまして、本当にお先真っ暗になりました。やはり、リウマチからきたもので、根本的にはリウマチが治らなければ治らないと……。とにかく眼圧を下げる治療を受けたんですけれど、そのうちに右目にもおなじ症状が出てきまして……」

つぎつぎと自らの体の機能が失われていく。最初のころはそれが怖くてたまらなかったが、やがてそれも切れてしまった。ヤケ気味で片方の目くらい見えなくなってもいいや、と自暴自棄に近い危ない心理状態に陥っていった、と中桐さんは当時の自分を冷静に振り返る。

追いつめられたその状況のさなかで、中桐さんは免疫ミルクと出会うことになる。

わずか二カ月でリウマチ炎症反応が驚くほど改善

「薬ではないのだが、アメリカでリウマチに効果があったという特殊なミルクがある。飲んでみたらどうだろう」

失明への怖れに打ちのめされていた中桐加代子さんに、医師でもある弟さんがそうもちかけてきたのは一九九五年八月末、まだ残暑のきついころだった。

中桐さんには発病以来、いろいろな人がリウマチに効くという民間療法や健康食品などをすすめてくれるようになったが、もともと医者の家に育った中桐さんには、正統な医学でも確実に治すことのできない自分のリウマチが、きちんとした医学的根拠もないそういうものでどうにかなるなどということは考えられなかった。

もちろん、信じないながらも、せっかくすすめてくれたのだからと、一縷《いちる》の望みを託して試してみたものも、いくつかはあった。だが、どれも結局は失望だけに終わった。

医者がくれるステロイド剤と抗炎症薬と眼圧を下げる薬に加えて自らつづけて飲んだのは、カルシウムだけだった。

弟さんは、その特殊なミルク〝免疫ミルク〟のことを、長年つきあいのあった大手貿易会社の人から聞いたのだが、その貿易会社こそ免疫ミルクの輸入元〝兼松《かねまつ》ウェルネス㈱〟である。

輸入元では当然、アメリカで四十年近くにわたって行なわれてきた、試飲試験の膨大なデータやスターリ研究所の分析データを集め、さらにオハイオ州立大学、アラバマ州立大学での組織的な試飲試験、あるいはロンドン・チャーターハウス病院での二重盲検法による六週間にわたる試飲試験のデータなども蒐集し、専門家による分析研究が加えられていた。

それらの研究と試験の積み重ねのなかで、もっともくっきりとした改善効果をあげているのが〝関節炎〟と〝リウマチ性関節炎〟であった。

中桐さんも弟さんを通じて、その成果に関するデータを見ることができた。

一九九三年から一九九四年にかけての数字では、〝関節炎――調査対象人数二三八二人、平均年齢六十七・一歳、試飲月数二六・一ヵ月、改善率八二・一パーセント〟〝リウマチ性関節炎――対象人数六二八人、平均年齢六十四・一歳、試飲月数二五・一ヵ月、改善率八四・一パーセント〟となっており、その驚異的ともいえる改善率には、中桐さんも少し心を動かされた。

もともとの調査書には、対象者が服用中の薬品名や量、病歴、調査前・調査中の健康状態などが詳細に記載されているということだが、データ資料にはそこまでは書かれていなかった。

また〝改善〟がどの程度のものであったかについても、数字だけの資料では知りようもない。

「免疫ミルクには通常の母乳をはるかに超えるIgG抗体が入っているとか、乳抗炎症因子

（ＭＡＩＦ）と呼ばれる、炎症やリウマチ性関節炎を改善する物質が普通の牛乳より非常に高濃度に含有されている、という研究資料も見ましたが、理論的には難しくて、よくわかりませんでした。

でも、私は免疫ミルクを飲んでみることにしたのです。それでよくなると信じたわけではないんですが、とにかく失明するかもしれないという恐怖を前にして何かをしないではいられなかった、というのが正直なところでした……」

免疫ミルクは脂肪分と水分を除去した脱脂粉乳である。それが四五グラムずつ袋詰めにされており、飲むときは一袋を五〇度くらいのぬるめのお湯一五〇㏄から二五〇㏄に溶かして、それを朝夕二回程度に分けて、普通の牛乳とおなじように飲む。

中桐さんは九月初めから、一日一袋ずつ飲みはじめた。

リウマチの炎症反応をみる指数となっているＣＲＰの値にどんな変化が出るのか。中桐さんは自覚症状の変化とともに、ＣＲＰの数値に注意をはらった。

《九月十一日の検査、ＣＲＰ四・一、九月二十五日のＣＲＰ六・二》

むしろ少し上がり気味だが、飲む前は八から九くらいあったのだから、初回の検査では少し下がったというべきか。

しかし、それが免疫ミルクのせいであるとはいいきれない。

十月は検査にいけなかったが、飲用二ヵ月めに問題が起こってきた。

「ジンマシンが出てきたんです。それで慌てて、その後二ヵ月間、免疫ミルクの飲用を中止しました。やめるとジンマシンは消えました。

ところがね、中止しているあいだの十一月と十二月のCRP検査の結果は、びっくりするほど改善されていたんです」

《十一月二十日のCRP一・六、十二月十八日のCRP一・〇》

CRP一・〇というのは、入院患者なら退院できる数値だ。

「免疫ミルクをやめている期間にこの数値が出たことをどう解釈すればいいのか、私は迷いました。

それまで二ヵ月のあいだ免疫ミルクを飲んでいたことに対する結果がそういう数値になって出てきたのか。あるいは逆に、その月に免疫ミルクをやめたから一・〇に下がったのか。

でも、やめたから下がるなんて考えられないことです。免疫ミルクを飲みはじめる前は、いつだってずっと高いCRPだったんですから」

その疑問に対する答えは、年が明けて一九九六年一月二十二日の検査で出た。

《一九九六年一月二十二日のCRP二・一》

二ヵ月のあいだ免疫ミルクをやめたことで、この月のCRPはふたたび上昇に転じた、と中桐さんは考えた。一月には目のほうも悪化した。眼圧が、失明が起こっても不思議ではないほどに上昇したのだ。眼圧を下げる注射を眼球に打って、ことなきを得た。中桐さんは、その後二月からふたたび免疫ミルクを飲みはじめた。量は少し減らした。

《二月十七日のCRP三・一、三月二十五日のCRP四・一》

すぐには改善効果は現われない。量を減らしたせいか、ジンマシンは出ない。徐々に免疫ミルクの量を一日一袋に戻していく。大丈夫だった。

《四月十五日のCRP検査一・一》

「思ったとおり、最初のときとおなじように、二ヵ月飲んで三ヵ月めから大幅に改善したのです。免疫ミルクの効果であることは間違いありません。今度こそこの調子で飲みつづけてCRPを安定させてやろう……私、慢性関節リウマチになって初めて、ことによったらこの病気を克服することができるかもしれない、という希望をもったんです」

担当医も認めた免疫ミルクの改善効果

中桐さんの祈りにも似た希望的観測は、間違っていなかった。

《五月二十七日のCRP一・一、六月二十四日のCRP一・〇、七月二十二日のCRP〇・

八》

六月には眼圧も下がって正常になった。目の赤味も消えた。

CRPが〇・八になった七月、数年前から中桐さんの担当を引き継いでいたS大学付属病院難病センターの熱心な若い医師は、あまりに急速なCRPの改善に不審を抱いた。

何かやっているのではないですか、と問われて、中桐さんは初めて免疫ミルクを飲んでいることを打ち明けた。

「それはどういうものですか、と聞かれまして、私は中途半端な説明をするより資料をお見せしたほうがいいだろうと……免疫研究協会で出している『免疫ミルクのすべて』という理論や動物実験や飲用試験についてまとめた資料を、おそるおそるお持ちしたんです。

先生はその場で開いて目を通しはじめましたが、まもなく『あっ！』というように椅子の上でのけぞったのです。それから、心配そうにしている私に気づいておっしゃったんです。野本教授の基礎研究の記述と、アメリカの研究も含むその資料全体の監修者が野本先生であるところを指し示して『これは免疫学者として第一人者が研究し監修したものです。九大の野本亀久雄教授が取り組むというからには、よほどのものなのでしょう』と」

そこには、免疫ミルクとは何かに始まり、その作用メカニズム、安全性、アメリカや九州大学での研究成果が具体的に書かれていた。リウマチ性関節炎の改善やコレステロール値、血圧の降下、アレルギーの防止、喫煙の害の防御、ガンマウスの生存率向上など、多様な免疫ミルク効果についても科学的に説明されていた。

「そのときから、私はうしろめたさみたいなものを振り払って、すっきりした気持ちで免疫ミルクを飲めるようになったんです。そうなると、なんだか効果までいっそうくっきりしてくるみたいで……。

やはり、機能性食品を飲むときも、可能なら医師にも了解していただいて飲むほうが精神衛生上いいわね」

《八月十九日のCRP〇・三》

関節の痛みも消え、全身の状態も非常によくなった。変形してしまった骨がもとどおりになることはむろんなかったが、日常生活がとても楽に送れるようになったのである。

「歩き方がスムーズになったものだから、ゴミなんか出しにいくと近所の人に『もうおよろしいんですか』と声をかけられるようになったりして……」

《九月九日のCRP一・三》

少し数値が上昇しているが、これは調子がよくなってきて油断をしたのか、免疫ミルクを飲んだり飲まなかったりしたせいかもしれない、と中桐さんは苦笑する。このころになると、一袋を二日間に分けて飲むようになっていたのである。

「買ってあった免疫ミルクが少なくなったものだから、引き延ばそうという意識がはたらいたのかもしれませんが……。

でも、九月九日の検査では血沈が三二で、以前は二万もあった白血球が一万四〇〇〇になっていましたし、全体的には改善効果が進んでいるんです」

《十月七日のCRP0》

CRPはついにゼロになったのである。

その翌日、私はうれしさの渦中の中桐さんに、直接話を聞いた。

CRPゼロの結果を見て、長く中桐さんを診てきた気鋭の若い担当医は感慨深そうにいったという。

「よかったですね、中桐さん。これはたぶん免疫ミルクのせいでしょう」

そして、溜息をつくようにポツリとつけ加えたそうである。

「薬はそんなに効きませんよ」

免疫ミルクに秘められた〝生命を優しく生かす力〟

医師の真意はもちろん、薬より免疫ミルクのほうが効くなどといっているのではない。

薬には薬のすばらしさがある。切れ味もある。しかしまた、薬にも限界はある、といっているのである。

薬品、とくに現代医学の化学薬品は薬効物質を化学合成し、厳密に病変部にターゲットを絞って、まさに鍵穴に鍵を挿しこむように効かせる。

だが、人間の体は複雑きわまりなくて、とても鍵穴に鍵をあわせるような方法だけで癒しきることはできない。鍵と鍵穴理論からこぼれ落ちる部分が、あまりにも多いのである。

ことに、慢性関節リウマチのような自己免疫疾患や成人病、ガンなど、自らの体の生体調節機能の狂いや分子・細胞レベルの生体バランスの乱れから起こってくる病は、複雑微妙の度合いが高くて、化学薬品ではその病の本丸には届きにくい場合も少なくない。

もちろん、化学薬品はその病によって現われてきた症状を緩和したり癒したりすることで充分に役割を果たすことができる。

いっぽう、機能性食品や食品など、自然物や、より自然物に近くて癒しの力をもつものは、鍵と鍵穴のような厳密さこそないが、その複雑な成分や組成が体内に入ってから酵素反応など多種多様で微妙な生体反応により分子・細胞レベルの生体活動にまで関与して癒しの力を発揮していく。

分子・細胞レベル（免疫系もそれらのうちの一部）での生体活動も最近の免疫学や分子生物学、

脳生理学などの進歩によって、かなり明らかになってきているが、それでも体内宇宙とも称される生命宇宙のほんの一部分にすぎない。

まだ人間にはとらえきれていない〝生体活動のあちこちを複雑微妙に調整し、ゆるやかにではあっても確実に体全体をあるべき方向に整えて元気にしてくれるはたらき〟を秘めた食品は、この世にあらかじめ用意されているのだ。

その最右翼が、母乳である。

免疫ミルクはその母乳が秘める〝生命を生かす〟メカニズムに、さらに癒しの力を付加した食品だが、けっして母乳の本質である生命を優しく生かすコンセプトから逸脱していない。

私たちにはまだ完全に解明のしようのない癒しの要素がそこに隠されている。

そして、その部分も含めての免疫ミルクが、薬にはおよばない部分への癒しをもたらしている可能性があることを、中桐さんの若き担当医は認めているのである。

それゆえに「薬はそんなに効きませんよ」というこの医師のつぶやきにも似たひと言には、生きた体を本当にわかっている臨床医としての重みと真実がある。

薬、免疫ミルク――それぞれによさがあるのだから、薬だけで治すことができない病気の場合は、両方のよいところを併用して、病む人がより満足できる癒しに近づけばいいのではないか、と暗に語っているのである。

実際、中桐さんはその後も毎日ステロイド錠を一錠服み、免疫ミルクも一袋を二～三日に分けて飲むことで日々を楽におくっている。

「ステロイド剤を完全にやめると歩けなくなるんです。ステロイドを飲みつづけると胃のぐあいが悪くなるのですが、やはりなくてはならなくて……。免疫ミルクもCRPゼロを維持するためにはやはりやめたくないし、こうやって上手にリウマチをコントロールする方法を見つけたので、いまはとても安心です」

免疫ミルクで毎日の生活に生きる喜びが戻ってきた

CRPの数値が正常化したことから、中桐さんにはもうひとつうれしい話が医師からもたらされた。

「反り返って外れてしまっている足指の関節を、片足につき一カ月の入院でもとに納めることができるというんです。

時期をみて、ぜひやっていただくつもりですが、パアッと希望の光が差したようで心が晴ればれしました。

以前は、とにかく悪い方向に向かうばかりだったのが、免疫ミルクを飲みはじめてからは、いいほうへ、いいほうへと流れが変わってしまったんですから……」

中桐さんの表情は生きる喜びに溢れるようになっていった。

それにつれて、友達と外で会うことも多くなった。

「親しい友達の別荘に招かれて出かけたことがあるのですけれど、その体でよくそんなに明るくしていられるわね、といわれたの。毎日がうれしくて、それが自然に顔や態度に出てしまうんですね」

免疫ミルクを中桐さんにすすめた弟さんは、そんな姉の姿を見て、しみじみいったという。

「アメリカでは三十九年も前からあったのに、免疫ミルクのことをもっと早く知っていれば、ここまでひどくならずにすんだかもしれないのにな……」

「自分で免疫ミルクを体験してみて、私、ほかのリウマチで苦しんでいる方々にも早めに飲んでみたら、とおすすめしたいですね」

中桐さんはその後、運悪く交通事故にあったため、いまだに足指をもとに納める治療は受けていないが、不自由な足を見るにつけ、

「そこまでいってしまう前に免疫ミルクを知っていたら」

と、想いはつい弟さんとおなじところへ翔《と》ぶようだ。

アレルギーからガンまで、治癒への頼もしい援軍

「免疫ミルクは切り札になる」という薬剤師としての直感

「初めて免疫ミルクとその資料を見た瞬間、これだ、と思いました。よくこんなものがあったなァと……」

福島市で漢方を柱とする薬局、〝薬師堂〟を開く高山義行薬剤師は、一九九五年秋、免疫ミルクが日本で最初に発売されたころを思い返しながら、嚙みしめるようにいう。

薬師堂は本来、漢方専門の相談薬局だった。

地元の病院や医師から相談患者が紹介されてくることも多い。病状や自覚症状を聞いたり、ときには皮膚や舌の状態を観察したりして、また、医師の処方があればそれに沿って漢方調剤を行なってきた。

やがて社会のニーズにあわせて西洋薬も置くようになり、さらに保健薬や強壮剤が加わり、数々の機能性食品も扱うようになった。

人の体のありようは複雑多様であり、その健康を守るためには漢方薬だけ、西洋薬だけというような一面的な手段だけではとうていおよばない、という高山薬剤師の体験的健康哲学からきた実践だった。

「私のところは、赤ん坊のいる主婦から高校生、サラリーマン、農家の方々、そしてお年寄りまで幅広いお客さまがおいでになりますし、病状も日常の風邪からアレルギーや慢性病、成人病、老化、さらには病院やがんセンターでガン治療中の方まで、とにかく広く深い目配りで対応しなければならないわけです」

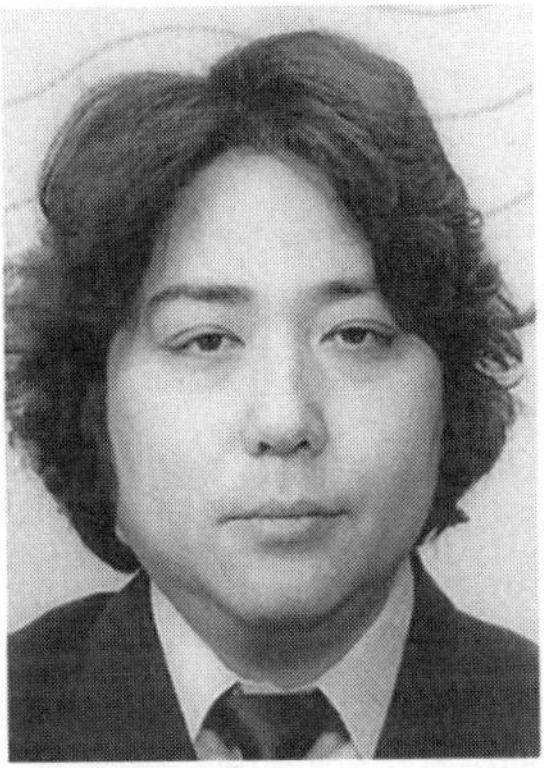
免疫ミルクを病に苦しむ多くの人たちの症状改善に役立てている〝薬師堂〟の高山義行薬剤師

広く深い目配りというのは、たとえばお年寄りにはいくら効くとわかっていても強い薬は出せないので、いまの状態や体質、生活の状況などを聞いて、それにもっとも向いている漢方薬を出したり、ときには機能性食品を組み合わせてあげたりする、ということである。

そして、効果が出ているのかどうかもできるだけ定期的に確認し、もし効果が思わしくないようなら漢方や機能性食品、保健薬などの組み合わせを変えていくのだ。

医者に診てもらっていない人で、症状から見て病院の治療を受けたほうがいいと判断される場合や、検査の必要を感じた場合は病院に行くようすすめる。

ぐあいが悪くなったときに人びとが気軽に飛びこむ街の薬局には、本来、そのような健康を守るための交通整理という役割もあるのだ。

「漢方薬、保健強壮剤（あるいは免疫賦活剤）、機能性食品の組み合わせはとても効果的で、ほとんどの人があるレベルまで元気を取り戻していきます。あるレベルというのは、症状が改善されるということです。しかし、そこから先が問題でして、ふたつの群に分かれるのです。

ひとつは、症状だけではなく、病気そのものが治ってしまう人たち。

そしてもう一群は、当面現われてきている症状は消失するものの、そこから先がもう一歩という人たち——つまり、病気そのものが癒えるというところまでいかないのです。

そこまでいっているんですから、何かもうひと押しが必要で、それができれば確実な治癒へジャンプさせてさしあげることができるんですがね。

何かそのひと押しができる武器はないものか、と日頃から八方へアンテナを張りめぐらしていたのですが、そこへやっと登場してきたのが免疫ミルクだったのです」

資料で基本理論を読んですぐ、これだ、切り札的に使える、と直感したと高山薬剤師はいう。

その直感には、ある論理的な裏づけがあった。

人体を守る三つの免疫細胞の絶妙なバランス

「もう一歩のところまでよくなりながら、そこから先の決定的な癒しにつながらない人たちを多く見てきて、私はそれらの人にひとつの共通点があることに早くから気づいていました。いずれも腸管系になんらかの問題がある方々なのです」

腸管系の問題というのは、表面的には多様な感染症や下痢、便秘、腹痛、潰瘍、ポリープ、腫瘍などというかたちで現われてくるが、根本的には腸内フローラ（細菌叢）と腸管免疫の弱体化、混乱の問題である。慢性病や成人病など、一見、腸とは関係なさそうに見える疾病の発病と治癒も、実はそれらと深い関わりがあるのだ。

高山薬剤師は生体防御研究協会の会員で、そこでは毎月、大学の研究者などを招いて生体防御についての勉強会が開かれていた。

病気と腸管内の免疫の深いつながりについて、本当に胸に落ちる思いをしたのは、その勉強会で新潟大学医学部の安保徹教授の話を聞いたときであった。

「異物が体内に侵入してきたとき、活性化してそれと戦う免疫細胞である〝T細胞〟（Tリンパ球）は、おおもとをたどれば骨髄で生まれるのですが、生まれたままではまだ非自己（侵入した細菌やウイルスなど）を見分ける能力がありません。

T細胞（正確にはT前駆細胞という）の教育機関ともいうべき胸腺（心臓の上のあたりにある）で自己と非自己の見分け方や戦い方を教育され、それぞれに特異な機能をもつ三種類のT細胞に成熟するのです。

非自己つまり自己以外の異物（抗原）が体に侵入してきたとき、ただちに現場に急行してそれを攻撃、破壊する〝キラーT細胞〟。

そして、異物の情報をキラーT細胞に正確に伝え、その異物（抗原＝敵）とだけ反応するT細胞を活性化させる〝ヘルパーT細胞〟。このヘルパーT細胞は、もういっぽうで、異物と反応して無害化する抗体を産生するB細胞という免疫細胞にも侵入者の情報を伝えます。

三つめのT細胞は〝サプレッサーT細胞〟で、これは一種のブレーキです。

免疫細胞のはたらきが過剰になりすぎると、それが暴走して、非自己（敵）だけではなく自己（自分の体）まで攻撃してしまい、自己免疫性疾患などをひき起こすことになります。それを防ぐためにサプレッサーT細胞は、免疫のはたらき方を抑制しながらバランスをとるのです。

このように、キラーT細胞、ヘルパーT細胞、サプレッサーT細胞の三つは緊密な連携をとりながら、生体防御の第一線ではたらいているのですが、実は、胸線が発達して三つのT細胞がつくられるようになるのは、赤ん坊が生まれて半年以上すぎてからでして……。

生まれてから半年間の赤ちゃんは、母乳を通じて母親からもらう〝抗体〟や〝抗炎症物質〟〝生理活性物質〟によって、生体防御を行なっています。

生まれて半年間、赤ちゃんが風邪をひきにくく、病気にもなりにくいのは、そのせいなのですが、半年めくらいのとき、急に病気にかかりやすくなります。

それは、母乳からの〝母子免疫〟の終了と、赤ちゃん自らの体で三種のT細胞がつくられはじめる時期のあいだにズレが起こったり、あるいは胸腺の発達がまだ充分ではないためにT細胞のつくられ方が少なくて、免疫能力の低下が一時的に起こるからなのです」

ここまでは、従来からわかっているT細胞のはたらきである。

健康の鍵は〝消化器系の正常化〟にあった

T細胞を成熟させる学校ともいえる胸腺の能力は、子供の成長とともに急速に発達して、思春期に最高レベルに達する。そして、ヒトが性的に成熟したあたりから胸腺の能力はしだいに下降線をたどり、胸腺そのものも小さくなっていく。

中高年になると病気にかかりやすくなったり、リウマチなど自己免疫性疾患や成人病、慢性病が増える原因のひとつは、胸腺の萎縮にともなうT細胞の減少にあるといってもいいのだ。

これは、高齢者にとっては重大な脅威となる。

高山薬剤師が安保徹教授の研究に深い感銘を受けたのは、そこから先にも人体には、それまでの胸腺内成熟T細胞とは別のT細胞を補うシステムが秘められていることを教えられたからであった。

「年をとって胸腺が萎縮しT細胞が減少すると、今度は逆に胸腺外分化T細胞がつくられるようになるというのです。

胸腺外分化T細胞（キラーT細胞、ヘルパーT細胞、サプレッサーT細胞）は、肝臓と腸管でつくられるというのです。

肝臓と腸管——これは私にはひとつの啓示のように響きました。

漢方医学では腸、つまり消化器系の異常を整え正常化させることが、どんな病気に対しても治療の基本中の基本になっています。消化器系こそ、健康を維持し、回復するうえでもっとも重要なポイントなのです。そのうえで、肝臓系と腎臓系の機能を個々の病気や症状にあわせて調整し、病気を治していきます。

つまり、消化器系をまず正常化させるというのは、基本的な免疫力を整えるということだったのです。

どんな病気を治そうというときにも、自らの体のもつ免疫機能がしっかりはたらいていないのであれば、結局、目の前に現われてきている症状を改善してやるだけで、本当の意味での癒しにはつながらない。

四千年も前に生まれた漢方医学の先人たちは、免疫という言葉もT細胞のことも知りはしませんでしたが、健康を回復させ維持させる根本的な何かが消化器系に存在することを、体験的に知っていたのです。しかも、消化器系で行なわれるそのはたらきは、高齢化しても生涯その人を支えつづけてくれることをね。

私は、安保教授の研究によって初めて自らが長く関わってきた漢方医学が行なってきた治療方法の、科学的根拠を得た思いがしました」

薬剤師として信念のもとに推し進めてきた癒しの方向が真理であったことを、先端医学によって証明された感慨が高山薬剤師の言葉には色濃くにじんでいた。

免疫ミルクは、病原菌の侵入を阻止する〝腸管免疫〟を強化

人間の免疫機構における最前線は、外界と直接接する皮膚である。

ここでいう皮膚とは当然、口腔や鼻の粘膜や食道、胃壁、そして腸壁などの粘膜をも含む。

「ことに腸管には、食物といっしょに常時、細菌やウイルスや有害物質などが入ってきていま

す。

腸管内には充分な栄養物はあるし、快適な温度と水分もそろっている。細菌や微生物にとっては、まことに棲みやすく、繁殖しやすい場所が腸管なのじゃ。

腸内にはもともと、ビフィズス菌などといった非病原性で人間に悪さをしない定住型の細菌類が一〇〇種類以上、一〇〇兆個も棲みついていて、宿主である人間と共存している。

そのなかには、大腸菌や黄色ブドウ球菌、ウイルスなど、ときに日和見《ひよりみ》感染を起こして、宿主に害を与えるものも、うようよしている。

いや、むしろ腸内は日和見感染を起こす微生物の巣といっていいほど危険な場所なのです。

ところが、普通元気なときや若いときは、日和見感染など、めったに起こりません。

免疫力のバリアーで、それらの微生物や細菌、病原菌が腸壁を突破して体内に侵入するのを阻止しているからです。

外界との最前線である腸管の、その免疫のはたらきを〝腸管免疫〟というのです」

免疫学の最高峰であり、免疫ミルクの基礎医学的な研究を行なってきた九州大学生体防御医学研究所・免疫学部門の野本亀久雄教授は、〝腸管免疫〟こそ人間に備わっている生体防御機構の第一段階としてもっとも重要な免疫システムだと断言する。

「腸管粘膜は、病原菌など外界の危険因子が体内に侵入するのを阻止していますが、もういっぽうで、食べものからの栄養分を体内に取り入れるというもっとも大切なはたらきをしているんじゃね。つまり、腸管は相反するふたつのはたらきをしなければならないわけだ。

そこで、細菌や微生物の体内侵入を防いでいるのが、分泌型ＩｇＡやＩｇＧなどという抗体成分なのです。抗体の正体は免疫グロブリン（Ｉｇ）というタンパク質の一種で、腸管に細菌など体内に侵入させてはならないもの（抗原）が入ってくると、それとくっついて無害化してしまうわけです。一般に腸内で活躍している抗体としては、分泌型ＩｇＡがもっとも多いのですが、本来は体内ではたらくＩｇＧもともにがんばっている。

腸管免疫は非常に広範な生体防御機能を含んでいる複雑なものなのですが、抗原の体内侵入を直接的に防ぐということでは、分泌型ＩｇＡとＩｇＧがなんといっても中心的なはたらきを担っておる。

ところが、病気やストレスにさらされたり、あまりにも大量の抗原が入ってきたりすると、免疫力が低下して抗体が産生されにくくなり、腸管免疫の機能が弱体化する。

そのため、日頃は腸管免疫によって抑えられていた毒性のそれほど強くない菌までもが暴れだし、日和見感染を起こすようになる。それがいかに怖ろしく、生体にとって危険なことであるかは、エイズ患者の状態を見れば一目瞭然でしょう。エイズ患者は免疫機能を破壊されるために、カリニ肺炎など多様な日和見感染症が起きてきて、その感染症に命を奪われるんです。

生体防御の縦・横の座標軸

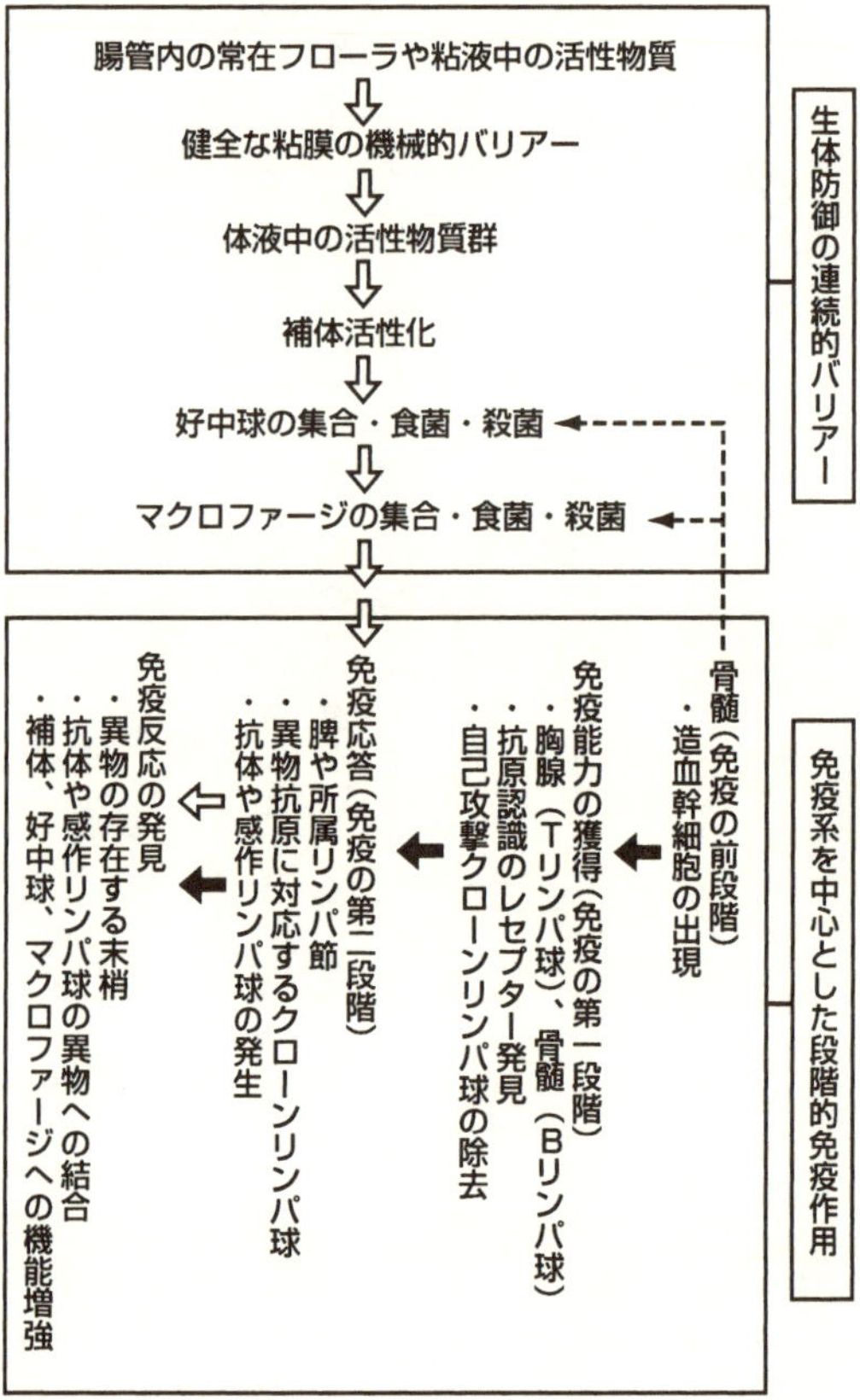

異物侵入後の連続的バリアー（⇩）と免疫系の段階的免疫作用（⬅）
（野本亀久雄教授作成）

白血球の免疫機構

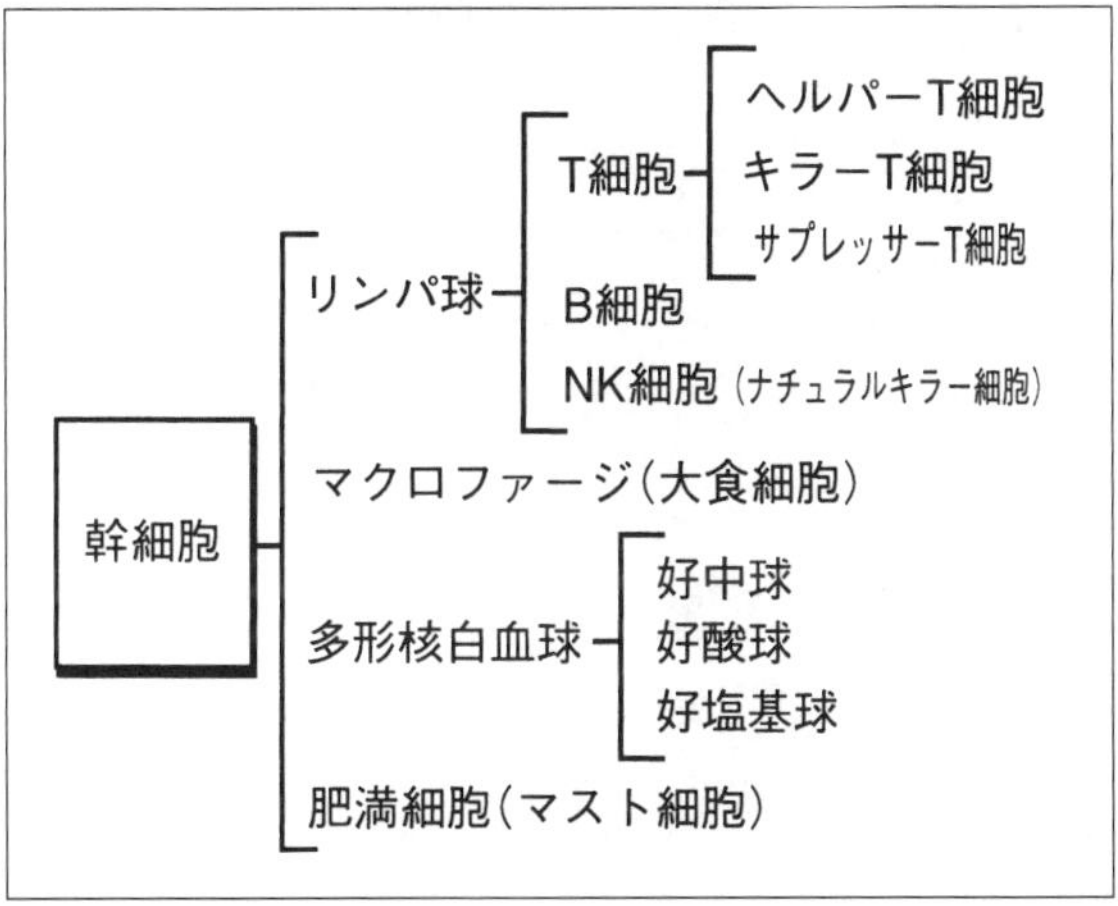

私たちにとってもっとも基本的なこの腸管免疫は、まさに健康の基本を支えておる。

免疫ミルクはその腸管免疫の弱体化を防ぐ。すでにダメージを受けて破壊された腸管免疫のはたらきを補い、回復させることも可能です」

免疫ミルクに含まれる抗体中もっとも多いのは〝IgG〟抗体である。

「免疫ミルクを飲むと、腸のなかにIgG抗体がいっきに増えます。

そこへ、食品などといっしょに大腸菌や悪玉細菌などの抗原が入ってくると、IgGはそれらが腸の粘膜にくっつく前に自ら抗原のレセプター（受容体＝アンテナのようなもの）と反応して抗原にくっついてしまう。そうすると、抗原はもう腸粘膜に付着することができなくなってしまうんじゃ。腸粘膜につくためのレセプターを先にIgG抗体によって塞がれてしまうからじゃね。こうして体内侵入のチャンスを失った抗原は、便とともに体外へ排泄されてしまうわけだ。これが生体防御機構の第一段階なんじゃ」

その生体防御機構には大きくいって三つの段階がある——と野本亀久雄教授はいう。

そのうち、第一、第二の段階で免疫ミルクははたらく。いや、第三段階に関わっている可能性もないわけではないが、いまのところ医学的にはそこまで解明されていない。

「免疫ミルクを飲んでも抗原の数は多いから、IgG抗体から逃れて腸管粘膜に付着し、そこを潜り抜けて体内に侵入する病原菌やウイルスもおる。

このとき、体内で第二段階の生体防御機能がはたらきはじめるんじゃ。白血球による免疫機構が体内には張りめぐらされておる。

マクロファージ（大食細胞）や好中球といった食細胞が、侵入した異物（細菌などの抗原やガン細胞、ウイルスなど）を取りこんで消化してしまうんじゃね。

その際にも、IgG抗体は重要な役割を果たす。

抗原が腸管を突破して体内臓器に侵入するときには、IgG抗体も腸管を潜って体内に入っているんじゃ。

IgG抗体にはおもしろいはたらきがある。

マクロファージなどといった細菌や異物を食い殺す食細胞と異物とを速やかに結合させる接着剤の役割をして、食細胞の破壊効果を高めるのです。食細胞のはたらきを促進することで免疫力を効率的にし、体を守る——これが第二段階でたんに病気を阻止するだけではなく、すでに発病してしまっている病気の改善にも直接つながる。医学的には〃オプソニン効果〃といわれていますがね。少なくとも、免疫ミルクは、このふたつの段階の免疫機構に関わっている」

第三段階は、それでも生き残った異物への防御を担うリンパ球だ。

IgGだけでもこれほどのはたらきをするのに、免疫ミルクにはそのほかまだ二五種類の抗体が含まれている。

その理論を見て、高山薬剤師が「これだ」というのも無理ないことだった。

治癒への〃あと一歩〃を免疫ミルクが強力にバックアップ

高山薬剤師が免疫ミルクをすすめるのは、リウマチ、膠原病などの自己免疫疾患と、アトピー性皮膚炎やゼンソク、鼻炎といったアレルギー、そして慢性病とそれに近い症状の人たちである。

「特に私は皮膚アレルギーに力を入れているんですが……アトピー性皮膚炎の痒みは免疫ミル

クを飲むことで予想以上に早く消えますよ。

免疫ミルクは一箱に四五グラム入りの袋が一四袋入っていて、本来は一日一袋ずつ飲むようになっているのですが、私はお飲みになる方の経済的なことも考えて一日二分の一袋でつづけていただいているんです。

それでもほとんどの人は、二十八日めくらいで痒みが消えています。痒みの程度によって期間は多少長短がありますが、でも、まったく効果がなかったという人はひとりもいなかったですね。これは乾癬の痒みでもおなじでした。痒みに関しては、すでに二十数人が飲みましたがね」

高山薬剤師はこれまで一〇〇人を超える人びとに免疫ミルクを飲んでもらった。

もちろん、高山氏が従来から使ってきた漢方薬やルミン、ニンニク製剤などとあわせての飲用なのだが、いま一歩というところからの飛躍的効果はめざましいものであり、直感はアタリだったという。

「中学一年の男の子ですが、頭髪から眉毛まで完全にツルツルに禿げてしまって、病院に通ったけれども治らない、とおいでになりまして、私の従来の方法で漢方薬などお出ししたら三、四カ月でほんの少し頭髪が生えてきたのです。太い毛で、それがゴマ塩みたいにポツポツと……これは望みがあると思ったんですが、そこから先はどうしても伸びてこないんです。

それで、膠着状態から脱出できないかと試しに免疫ミルクをすすめてみたのです。そしたらまもなく伸び方に勢いがついてきたのです。ゆっくりですが、確実に髪の長さが増してきて……生えなかった眉毛まで生えはじめたんです。もちろん、まだまだ短いのですが、本人も親御さんも大喜びでね。

この勢いが順調につづけば、一年か二年でちゃんとした髪になると、祈るような気持ちでお飲みいただいていますよ」

免疫ミルクは、本当は病気になる前の状態で、しかも疲れがひどい人や体調があまり優れないという人の健康維持に飲んでもらいたいと考えているが、いまのところはその効果を実際に自らの目で確認するためにも、病気などですでに医者にかかっており、しかも治り方が芳しくない、治療効果が頭打ちになっている、という人を中心に飲んでもらっている。

「そういうなかから、こっちもびっくりするような例がいくつも出てきていましてね。

ガンが消えたという人も三人いますよ。でもね、こういう劇的なケースについては、あまり話したくないんです。たまたまそうだっただけで、免疫ミルクを飲んだら誰でもそんな効果がでるなんて思われちゃ困りますから……。

機能性食品や食品の癒しには、体質なども関係していて個人差が大きいですからね」

ひとりは胆管ガン、もうひとりは肺ガン、そして乳ガンだった。

三人とも、むろん、がんセンターで治療を受けていたが、改善はデッドロックに乗り上げていて、前から高山氏のところでニンニク製剤とルミンと椎茸菌糸体の機能性食品を飲んでもらっていた。

「進行はある程度抑えられていたのですが、ガンは相変わらずちゃんとあって、ほとんど変化がないんです。

胆管ガンの人がたまたま、ひどい便秘に悩まされていたものだから、免疫ミルクをおすすめしたのです。免疫ミルクが便秘を改善することはよく知られていますのでね。

そしたら、半年もしないうちに『がんセンターで定期検査を受けたらガンが消えていた』というのです。

まさかと思いましたが、おなじようにがんセンターにかかりながら、うちで椎茸菌糸体などを飲んでいる肺ガンと乳ガンの人に飲んでみていただいたのです。で、半年ほどでこのおふたりもガンが消失したと――むろん、がんセンターの検査の結果です」

三人とも、いろいろなことを同時併行でやっていたわけで、免疫ミルクだけでガンが消失したのかどうかはわからない。

「しかし、ガンが消えてしまったことだけは、まぎれもない事実なんですからね」

高山薬剤師は首をひねる。

「漢方医学的にいえば、冷えがいろいろな病気の発病と症状の悪化に深く関連しているのですが、免疫ミルクを飲むと内臓の冷えが改善して温かくなるのはたしかで、私も確認しています。西洋医学的なアプローチとは異なる、東洋医学的なこういう方面からの作用も解明していく必要がありますね。免疫ミルクのように新しくて、西洋医学的な研究でもまだその一部分しかわかっていないものについては、特に妙な先入観念に縛られない研究態度で向き合っていくべきでしょう。

うちへおいでになる方々のなかにも、免疫ミルクを飲ませたいな、と思う人がいっぱいいるんですが、自分でもう少し使用経験を積んで、それぞれの病状や目的別にどういう飲み方がもっとも適切なのかをつかんだら、自信をもっておすすめできるようになるでしょう」

大事に育てていけば、免疫ミルクはこれまでにもあまり例のなかったような大型の健康回復物質として育っていくような気がする、と高山義行薬剤師は冷静に語った。

第2章　免疫ミルクはなぜ多くの病気に効くのか

免疫ミルクは、母乳の偉大な健康パワーから発想された

母から子へ伝えられる〝魔法の弾丸〟の正体は？

赤ん坊はできるだけ母乳で育てよう――。

戦後十五年めあたりから始まった高度経済成長の時代になって、こういうかけ声が保健関係者らによって叫びつづけられるようになり、それはいまも社会の基本認識として静かに流れている。

女性が社会進出し生き生きと活動するようになるにしたがって、赤ん坊を育児用ミルクで育てる母親が急増し、みるまに多数派になってしまったからだ。

育児用ミルクは、たんに栄養面だけからいえば、改良に改良が加えられ、いまではDHAなどという脳の発達を促す栄養成分まで加えられて、すばらしいものになっている。

しかし、それでも母乳にはおよばない部分もあって、それを埋めることはほとんど不可能である。

特に、赤ん坊が生まれた当初の母乳には、科学や栄養学がどれほど進歩しても追いつくことのできない、母と子のあいだの架け橋と呼んでいい領域がある。

母親が生まれて以来それまでの人生のなかで細菌やウイルスなど多種多様な抗原と遭遇し、そのたびに自らの体の生体防御機構によって獲得してきた〝抗体〟である。

この世に産まれてきて六ヵ月間は、まだ自らの体で抗体をつくることのできない赤ん坊は、母親からの初乳を通して、生体防御の直接的な武器である母のその抗体を贈られるのだ。

その多様な抗体のおかげで、赤ん坊は生まれて半年間はほとんど病気をせずにすむのである。

たとえば、基本的にはほとんどの母乳には下痢の原因となるロタウイルスや大腸菌に対する〝抗体〟などが含まれている。

この仕組みを〝母子免疫〟あるいは〝受動免疫〟といい、ことに生まれてすぐの免疫的にはまったく無防備な赤ん坊を細菌だらけの環境から即時に守るために、初乳には特別に濃厚で活性の高い抗体が含まれている。

天の配剤といってもいいようなこの生体防御システムの恩恵を赤ん坊が受けられるように母乳を、という運動が起こったのである。

〝母子免疫＝受動免疫〟は一八九二年、一〇〇年以上も前にドイツの科学者ポール・エールリッヒによって発見された。

エールリッヒは哺乳動物特有の母子免疫をマウスなどを使って研究した。それぞれの動物の雌が特異的に獲得した免疫能を、ミルク（乳）を通して子に伝達することは、それまでも体験的に知られていた。

しかし、ミルクを通して伝えられる免疫能の実体がなんであるのか。

何か未知の分子がそこに含まれていてそれが、動物に特異的な免疫をもたらしているに違いない。

その未知の分子が、特異的に免疫された細菌だけを標的として無害化することから、エールリッヒはそれを〝魔法の弾丸〟と呼んだ。

のちに研究が進んで〝魔法の弾丸〟の正体が実は〝抗体〟という生体防御の第一線を担う物質であることがわかってくる。

抗体分子は〝免疫グロブリン＝Ｉｇ〟であることもはっきりした。

母乳は〝薬〟でもあるのだ。

〝魔法の弾丸〟の発見によって、エールリッヒは免疫学の父と呼ばれるようになる。だが、エールリッヒはそこからさらに一歩進めて、そのときすでに〝免疫ミルク〟という考え方にまでたどり着いていたのである。

抗原を撃退！　赤ん坊を守る抗体のはたらき

人間の母乳に含まれる〝抗体〟成分は、母親の生活歴や病歴によって個人差があるが、しかし、生存の基本になるような抗体は誰の乳にもおなじように含まれている。

母乳にもっとも多く含まれる抗体は〝分泌型ＩｇＡ〟と〝ＩｇＧ〟である。ことに分泌型ＩｇＡは母子免疫の柱といってもいい。

分泌型ＩｇＡは腸管などの粘膜表面だけで抗原と闘う抗体である。

食物とともに侵入してくる抗原（細菌やウイルス異種タンパクなど）を消化管系で待ちかまえ、それらと抗原抗体反応を起こして無害化するのだ。消化管は体内にはあっても、常に食物を通して外界と接しているということでは、外界とおなじように危険に満ちた環境といっていい。そこで守りを固め、細菌が粘膜を突破して体内に侵入しないようにしているのが、分泌型ＩｇＡ抗体だ。第一線というゆえんである。

体に抗原（細菌など）が入ると、特殊な白血球によって処理され、抗体産生細胞のなかで抗体分子（免疫グロブリン＝Ｉｇ）がつくられる。

人体の場合基本的には〝ＩｇＡ〟〝ＩｇＧ〟〝ＩｇＤ〟〝ＩｇＥ〟〝ＩｇＭ〟といった五つの抗

体が知られており、それぞれの抗体は異なるはたらきをしている。

抗原が体内に入ってくると、その抗原に選択性をもった抗体がそれと反応して、それぞれに特有の〝抗原抗体反応〟を起こし、抗原を無害化してしまう。

その反応の種類も抗原の性状などによって凝集反応（抗原が粒子状の場合）、沈降反応（抗原が可溶性で液状）、溶菌反応、溶血反応、補体結合反応と多様だ。

これが体内に侵入してきた抗原を撃退する〝魔法の弾丸〟＝抗体の正体である。

母乳にはこうした抗体のほか、ラクトフェリン、リゾチーム、ＭＡＩＦ（乳抗炎症因子）などの生体防御物質が多彩に含まれており、総合的に赤ん坊の健康を守るようになっている。ラクトフェリンは抗菌性をもつ乳タンパク質であり、リゾチームは細菌を溶かす酵素タンパク質だ。

ところで、母子免疫＝受動免疫は母の乳を飲んでいるあいだしか効果を得られない。特に母乳の免疫抗体の濃厚な時期が終わる半年めから、赤ちゃんが病気をしやすくなるのはそのためである。しかし、半年めから赤ちゃんは、自らの体に侵入してきた抗原に対して、自らの体の抗体産生細胞で抗体をつくることができるようになる。

そうして得られる免疫抗体を〝能動免疫〟と呼ぶ。〝能動免疫〟は一度抗体を獲得すると永久的で生涯継続的にその抗原から身を守ってくれる。そのはたらきを利用したのが、たとえばポリオウイルスのワクチンだ。ポリオウイルスを弱体化させたワクチンを体内に入れてやると、体内でその抗体がつくられ、生涯ポリオから守られるのである。

健康回復ミルク開発への夢を追った人びと

母乳による母子免疫はたしかにすばらしい。

ならば、幼い生命を守ろうというこの巧妙な体の仕組みを活かして、赤ん坊だけではなく広く一般の健康維持、回復に役立つミルクをつくることができるのではないか。

免疫学の父ポール・エールリッヒがそう考えたのは当然のことであった。

エールリッヒは、ラットなどの哺乳動物に特定の細菌を弱毒化したワクチンを与え、それらの動物の体内に、その抗原に対する抗体ができ、それが乳に含まれることを確認した。そして、その乳をその動物の子に飲ませ、その子が〝受動免疫〟を得ることも発見したのである。

そのように意図的に免疫力を高めたミルクを、エールリッヒは〝免疫ミルク〟と名づけた。

しかし、エールリッヒの研究はそこまでで、ついにそれを実際に人間の飲む牛乳として実現するところまではいかなかった。

そのまま半世紀のあいだ、免疫ミルクという発想は眠ったままだった。

半世紀後に、その眠りを醒ましたのは、アメリカ・ミネソタ州立大学の著名な乳科学者ウィリアム・ピーターセン博士であった。

一九五五年、ピーターセン博士は僚友バリー・キャンベル博士と力を合わせて、人の病気を防御したり改善させたりする力を秘めた免疫ミルクをつくる実験を本格的に開始した。

それは机上の実験ではなく、実際に治療目的で人間が飲むためのもので、牧場で雌牛を使って行なわれたのである。

ピーターセン博士は自分自身が、関節炎を患っていた。そのため〝免疫ミルク〟を飲んで、その関節炎への効果を確かめてみたいという個人的な関心も強かった。

初乳に関節炎を和らげるはたらきがあることは、以前から体験的に知られていたのである。後年の研究で、実際に関節炎を癒すとみられる抗炎症物質が、初乳から発見されているから、それはたしかなことだったのだが……。

ピーターセン博士らは酪農王国ミネソタの牧場で、雌牛にいろいろな抗原をワクチンにしてその牛乳を調べ、そしていろいろな疾患をもつ人びとに試飲させた。そのなかで特に注目を集めたのがリウマチ患者に著効があることだった。だが結局、彼らの試みはさしたる成果をあげることなく終わってしまった。その理由は抗体産生量にバラツキがあり、常に一定量の抗体が牛乳のなかに出現してこなかったのである。

母乳を超えた免疫ミルクの癒しの力

超免疫バイオ技術で免疫ミルクの開発に成功

先発の開発研究が失敗しても〝免疫ミルクというアイディア〟は魅力的で、また新しい人間を魅きつけずにはおかなかった。

ピーターセン博士の研究の三年後、一九五八年になって、ついに〝免疫ミルク〟の産生技術の確立に成功する人物が登場した。

缶ビールや缶ジュースの開け口であるプルトップを発明した発明家で、事業家としても知られるラルフ・スターリ氏である。

個性的で独創性に富むスターリ氏はたいへんな牛好きで、アメリカ・シンシナティ州の牧場で優れた牛の飼育を大規模に行なっていた。

免疫ミルクのアイディアが、そのスターリ氏の目にとまったのである。

缶のプルトップは全世界の特許をもっており、そこからあがる莫大な利益を人類に役立つことに還元したいと考えていたスターリ氏と牛と免疫ミルクと発明好きがドッキングしたのだ。

免疫ミルクの開発をかならず成功させると心に決めたスターリ氏は、数百万ドルの開発予算を組み、開発のための拠点となる〝スターリ研究所〟を設立した。

生化学者であり免疫学者でもあるリー・ベック博士をトップとする研究者集団を迎え入れ、免疫ミルクの開発研究は初めて組織的に動きだしたのである。

免疫ミルクはその研究陣により、数年を経ずして開発に成功した。

彼らが発明した〝超免疫バイオ技術〟が、免疫ミルク産生への道を拓いたのである。

人間が意図した細菌に対する抗体を、いかに継続的に雌牛の体内で作らせるか――それが〝超免疫バイオ技術〟のポイントだった。

免疫ミルクの生産は、四つのステップから成り立っている。

①人間に害をおよぼすおそれのある細菌（抗原）を選び出し、それを加熱殺菌などして無害化（不活性化）する。これがワクチンである。

このワクチンを体質の優れた健康な牛（免疫機能が強い）の体に注射で入れてやる。

すると、牛の免疫機構は速やかにその抗原に対する抗体を産生する。抗体成分はまもなくその牛の乳に含まれるようになる。

②その牛を〝超免疫〟の状態に保つ。

超免疫というのは、牛の免疫機構が常時フル活動し、高濃度の抗体を牛乳に送りつづけることができる状態をいう。牛がその状態を保たなければ、人間の癒しや健康に役立つ牛乳（免疫ミルク）として、実用にはならない。ワクチン注射をしたときだけ高濃度の抗体が含まれるのでは、ムラがありすぎてだめなのだ。

スターリ研究所以前の免疫ミルク開発が挫折したのは、このポイントがクリアできなかったからと考えられる。

母牛を超免疫の状態に保つ方法の確立に、スターリ研究所の研究陣は全力を集中し、成功した。

それが〝超免疫バイオ技術〟である。それは基本的には三つの部分からなっている。

(A)ワクチンに免疫機能を促進するアジュバンド（免疫を促進する因子）を加える。

(B)最初のワクチン注射のあと、十四日ごとに繰り返しワクチンを注射する。ワクチン注射は朝の搾乳直後に行なう。

(C)ワクチンを十数日間にわたり継時的に溶ける物質に封じこめた〝コントロールデリバリーシステム〟処理しておく。この方法により、ワクチン成分はつぎの注射が行なわれるまで毎日少しずつ体内に放散されつづけ、牛の免疫機構は休みなくはたらきつづける。

そのため、牛乳のなかには毎日コンスタントに抗体や生体防御物質が産生されるのだ。こうして産生された牛乳が〝生の免疫ミルク〟なのである。
③その牛乳を五五度C以下で低温殺菌する。
抗体は繊細微妙で熱に弱いため、高温処理するとその活性が失われてしまうからだ。
④低温殺菌された抗体入り牛乳をスキムミルクパウダーにする。
真空下の低い温度で脱脂したあと、一般に行なわれているスプレードライ技術により粉末状にされる。


スキムミルク化することにより、免疫ミルクは本来の抗体成分や抗炎症物質、生体防御物質の活性を保ったまま、飲用者のもとに届くのだ。

免疫ミルクはいま世界各地のかなりの人びとに飲まれ、積極的な意味での健康維持に役立っているが、それはこのスキムミルク化のおかげである。

これら超免疫バイオ技術には付随する周辺新技術がその後も三十九年間にわたり、つぎつぎと開発され特許登録されている。

いまでは、日本も含め世界じゅうで一〇〇件もの特許が登録、申請されているのである。

現在、免疫ミルクの生産は、スターリ研究所を擁するアメリカ・スターリ社とニュージーランド酪農公社の提携で、ニュージーランドで行なわれているが、基本的にはここに紹介した超免疫バイオ技術が使われているのだ。

二六種類の細菌を無害化する免疫ミルクの成分

免疫ミルクをつくるために雌牛にワクチンとして入れられるのは、人間の生活や環境、腸内環境から厳選された二六種類の病原性細菌を無害化したものである。

これらは人間にもっとも感染する機会の多い細菌である。

その結果、免疫ミルクにはこの二六種類の細菌を不活性化（無害化）する抗体が含まれている。その二六種の細菌をあげておく。

①黄色ブドウ球菌――食品中で増え腸管毒エンテロトキシンを出す。それが食物とともに口に入ると、激しい食中毒ならびに肺炎、化膿性炎症を起こす。この感染症は非常に多く、症状も重くなることから恐れられている。

②表皮ブドウ球菌――化膿性炎症ならびに院内感染をひき起こす。

③化膿連鎖球菌――化膿をひき起こす菌は各種の連鎖球菌や緑膿菌など多種多様だ。

これらは白血球誘引因子、ロイコシジン（白血球を殺す毒素）、壊死毒、溶血毒、タンパク分解酵素などを産生するため、感染したところに化膿性の炎症を起こすのである。さらに、リウマチ、胃炎などの合併症もひき起こす。

免疫ミルクにはこれら化膿連鎖球菌のうち、③タイプ1 ④タイプ3 ⑤タイプ5 ⑥タイプ8 ⑦タイプ12 ⑧タイプ14 ⑨タイプ18 ⑩タイプ22の抗体が含有されている。

⑪アエロゲネス菌

⑫大腸桿菌——哺乳類の腸管内に定住する、いわゆる大腸菌。免疫力が正常にはたらいているときには病原性がないが、弱体化すると、ときに食中毒や下痢を起こしたり、泌尿器の感染症の原因になったりする。

⑬緑膿菌——慢性気道感染症、難治性感染症。

⑭肺炎桿菌——肺炎や尿路感染。

⑮腸桿菌——胃腸炎（ペットから感染する）。

⑯流行性感冒桿菌——インフルエンザ、気管支炎のほか、髄膜炎、中耳炎をひき起こす。

⑰緑色連鎖球菌——肺炎、心内膜炎。

⑱肺炎球菌——肺炎、髄膜炎。

⑲尋常変型菌——尿路感染、中耳炎。

⑳赤痢菌——赤痢

㉑ニキビ菌

㉒座瘡菌Ⅰ型

㉓サングイス連鎖球菌――心内膜炎、虫歯。
㉔ミュータンス菌――虫歯。
㉕唾液連鎖球菌――口腔、鼻腔での少病原性。
㉖乳腺炎菌――乳腺炎、泌尿、尿路感染。

免疫ミルクは、これらの菌が関わる疾病から飲用者を守る。

免疫ミルクには、IgA抗体やIgG抗体といった抗体成分が濃厚に含まれているが、特に注目に値するのは高活性化されたIgG抗体の濃さだ。

九州大学・生体防御医学研究所の野本亀久雄教授は、主としてそのIgG抗体のはたらきに着目して、免疫ミルクの基礎的研究を行なってきており、詳細については第3章で述べる。

IgA抗体は腸管粘膜のみではたらき、病原菌の体内侵入を防ぐのだが、IgG抗体はすでに体内に侵入してしまった病原菌に対しても体内で闘いを挑むのである。

免疫ミルクにはこうした抗体のほかに、多様な生理活性因子も含有されている。

ラクトフェリン（抗菌性をもつ乳タンパク質）やリゾチームといった抗菌物質、さらに抗高血圧物質、抗コレステロール物質などだが、免疫ミルクには、未知の抗炎症因子と呼ばれる特殊な生理活性物質が通常の牛乳の一〇〇倍から一〇〇〇倍にも達する豊富さなのである。

このほか、免疫ミルクも牛乳の一種には違いないから、通常の牛乳に含まれる栄養素も当然

免疫ミルクと市販牛乳の栄養成分比較

			*スターリミルク1袋(45g)	**市販牛乳200ml
主成分	たんぱく質	g	17	6.2
	脂肪	g	0.4	6.8
	乳糖	g	22	9.6
	カルシウム	mg	580	200
微量成分	ビタミンB1	mg	0.1	0.06
	ビタミンB2	mg	0.9	0.32
	ナイアシン(B3)	mg	0.21	0.2
	ビタミンC	mg	5.4	0
	リン	mg	450	190
	鉄	mg	0.1	0.2
	マグネシウム	mg	50	20
	亜鉛	mg	1.9	0.68
	エネルギー	kcal	160	126

*スターリ社分析値　**女子栄養大食品分析表

含んでいるのだが、驚くべきはその含有量で、表で見ていただければわかるように、タンパク質は市販牛乳の三倍近いし、カルシウムや乳糖ビタミン類なども二倍から三倍という高単価になっている。

免疫ミルクは栄養の宝庫であり、抗体や生理活性物質、抗炎症物質といった生体防御物質の宝庫といわれる理由は、この成分を一見するだけでも明らかだろう。

そして、いまの研究レベルではまだ明らかになっていない生体防御物質が含まれている可能性も否定できない、と免疫ミルクに関わる研究者たちはいっている。

免疫ミルクは開発以来三十九年間にわたって、組織的な飲用試験が行なわれてきているが、そのなかで、現在まで明らかになっている各種成分では説明のつかない疾病や症状の改善、治癒が現実に起こってきているからだ。

免疫ミルクは、人間の意図が深く関与して生まれた〝デザイナー食品〟の一種だが、もう一面からみると牛の乳という〝自然食品〟であり、〝自然物〟でもある。

自然物は奥が深い。いくら人間が科学をもってして意図的なものをつくろうとしても、意図した範囲にきっちり収まりきるとはかぎらない。ことに生体活動はその最たるもので、生体活動の要素のうち何かひとつでも条件が変われば、生体は自らその変化に対応して自ら自己の組織を変革させてまで新しい生存の条件をつくりあげようとする。

こういう現象は特に生体防御の柱である免疫系で起こりやすく、免疫学の先端を走る多田富雄東京大学名誉教授は著書『免疫の意味論』のなかで、免疫系はフレキシビリティの非常に大きいスーパーシステムであり、偶然外部からもたらされた条件を取りこんで新しい自己組織化を行なう、といっている。

機械とはまったく異なる生体活動への新しい考え方で、多田博士の提示したこの概念は、いまも医学界はもちろんのこと、社会のあらゆるシステムにもあてはまるのではないか、と衝撃を与えつづけている。

いまはまだ、なぜなのか理由がわからなくても、その結果としてのはたらきや効果をみれば、生命活動の深いところでなんらかの癒しのメカニズムが作動している。そう感じさせられることは、食品や機能性食品、あるいは東洋医学、伝統医学に携わる医師らを取材しているとしばしばある。それが、免疫ミルクでも起きているのだ。

一〇〇年前のミルクは自然の免疫ミルクだった!

いま私たちが飲んでいる通常の牛乳には、受動免疫の要素は少ない。抗体が特に強化されてはいない、ということである。

ところが、驚くべきことに、いまから一〇〇年かそれ以上前の牛乳や山羊など家畜の乳は、それ自体、免疫ミルクだったのだ。

人間の意図によらない、自然のままですでに免疫ミルクになっていたのである。一〇〇年前までの牛乳や山羊、羊の乳には、抗体成分が含まれていたのだ。

人間は、知らないままにその乳を飲み、抗体成分によって健康を守られていたのだ。

人間は昔から家畜と近接して生きてきた。

牧畜民族であったヨーロッパではむろんのこと、日本でも牛や馬、山羊などを厩《うまや》や納屋で飼い、あるいは東北では動物と人間がおなじひとつの家で暮らす曲屋《まがりや》という家の形式まであったほどで、人間と動物の生活には接点が多かったのである。

そのため家畜は、人間の病原菌と触れあう機会が非常に多かった。昔は、下肥《しもごえ》といって田畑の肥料も人糞が多用されたから、その面からも家畜は人間の感染性の細菌にさらされ、家畜の体内では自然のうちに人間と関わりの深い病原菌に対する抗体が産生されていたのだ。

昔の牛や山羊の乳には、知らぬまに能動免疫による抗体が含まれていたのである。

つまり、自然の免疫ミルクをそれらの家畜は出していたのだ。

人はそれを飲むことで、知らず知らずのうちに受動免疫を得て、健康を保たせてもらっていたのである。

だが、現代の酪農は人間生活とは完全に切り離された近代的畜舎で衛生的にも完璧に管理されていて、牛が人間の病原菌と出会う機会はほとんどない。

いまの牛乳には、昔の牛乳のような抗体成分や生体防御成分はあまり含まれていないのである。むろん、牛も細菌に満ちたこの地上世界で生きているわけで、いまの牛乳に抗体がまったく含まれていないというわけではないが、少なくとも人の健康を積極的に守れるだけの生体防御物質が昔ほど濃厚に含まれていない、というのがアメリカの研究者たちによって明らかにされている。

現代になって、人間が意図的につくったデザイナーフードとしての〝免疫ミルク〟が登場してくる必然性はそこにこそあるのだ。

臨床医学が明らかにした免疫ミルクの優れた効果

リウマチ性関節炎、関節炎では八〇パーセント超の改善率

免疫ミルクが開発された一九五八年からただちに、このミルクの試飲調査が始まった。何度も繰り返してきたように、免疫ミルクは薬ではない。健康復元力機能を高度に付加された〝食品〟である。

そのため、薬のようにまず精細な成分分析とその作用機序（作用メカニズム）の解明から、有用性を調べるのではなく、実際に多くの人びとに飲んでもらうことを基本に有用性の調査が始められたのである。

この試飲調査は〝オハイオ・サーベイ〟と呼ばれ、現在までアメリカで毎年組織的に行なわれてきていて、試飲対象者はすでに一万人を超えている。

試飲調査はもちろん現在も継続中で、いまではアメリカだけではなく、台湾、日本など免疫ミルクが普及しはじめている世界各国でも医師や薬剤師の協力を得ながら臨床医学的見地から

行なわれている。

そのいっぽうで、スターリ研究所では多数の研究者たちにより、免疫ミルクの成分分析がすすめられ、基本的な含有成分がほぼ明らかになった。

最初の試飲調査では、特に膝や肘の関節炎や慢性関節リウマチなどの自己免疫疾患と、いろいろなアレルギーに標的《まと》が絞られた。

現在、スターリ研究所の中心的存在で、研究の方向性をリードしつづけてきたバイオテクノロジー部長ダニエル・ギンガリッチ博士は、なぜ自己免疫疾患や関節炎、アレルギーに着目したかについて、つぎのように語る。

「アメリカ人も含め欧米人には慢性関節リウマチなどの自己免疫疾患や関節炎、アレルギー疾患が、圧倒的に多いのです。にもかかわらず、それらの根本的治療法はまだないのです。これは、いまでもまだあまり変わらないでしょう。

自己免疫疾患というのは、免疫反応の狂いによって起こってきます。

免疫というのは本来、自己以外のものが体内にやってきたとき、それを自己ではないと判断して攻撃し排除しようというはたらきです。

ところが、その免疫反応が狂いはじめると、自分自身の組織を攻撃し破壊するようになってしまう。これが自己免疫疾患といわれる多様な膠原病や慢性関節リウマチの本当の姿なのです。

〝免疫の暴走〟といってもいい現象なのです。

では、自らの免疫機能がなぜそのように狂うのか、という本当の原因については、免疫という複雑で生存の根幹に関わる部分のことで、まだよくわかっていないというのが現状なのです。

しかし、免疫は基本的に腸内環境と白血球が担っていることは間違いありません。

免疫ミルクは腸内環境と密接なつながりのある二六種の病原体に対する抗体の集合体であり、日和見感染を防いで腸内環境を正常化させます。そのことで免疫の暴走にブレーキをかけられるのではないかという期待がひとつ。

さらに、免疫ミルクには、多彩な生理活性因子ＨＩＭＦ（Hyper Immune Milk Factor）やＭＡＩＦ（乳抗炎症因子）が大量に含まれていますので、リウマチや関節炎、アレルギーなどの炎症を抑えることができるのではないか、ということ。

以前から、初乳で関節炎が改善したという話が多くあったので、こういう方向でスタートしたのです。

実際に試飲がスタートすると、三カ月、半年、一年と日を追うごとに、こちらの予測をはるかに超える改善効果がつぎつぎと現われてきたのです。

炎症による痛みやこわばりが和らいだり、消えたりする人たちがまず出てきました。それから飲用の日数が長くなるにつれ、炎症そのものが抑制され、改善するケースが増えていったの

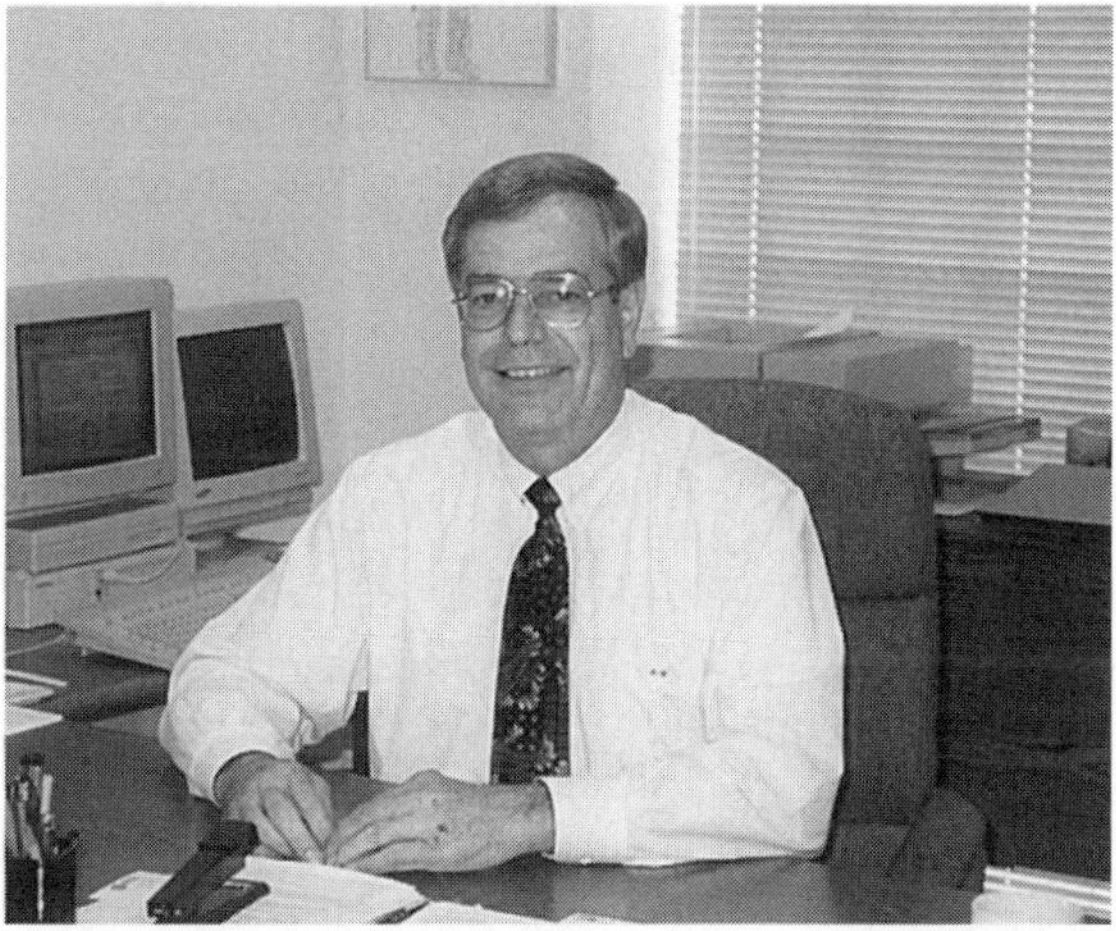

免疫ミルクの力を証明するスターリ研究所のダニエル・ギンガリッチ博士

です。

のちには、長い試飲調査の年月のなかで、リウマチが本当に治ったというケースも出てくるのですが、とにかく最初の年は少なくとも症状や痛みの改善例は枚挙にいとまのない状態でした。

もちろん、それが医学的にどういう作用機序によって起こったのかは、まだまだ推測の域を出ないわけですが、その後現在まで毎年行なわれている試飲調査でも、自己免疫疾患、リウマチの改善率は常に高率を維持していますから、免疫ミルクが自己免疫疾患に有効であるという事実は誰にも否定できないところでしょう」

免疫ミルク試飲調査（アメリカ）による関節炎とリウマチ性関節炎の改善率を、新しいデータで確認してみた。

《一九九三年から九四年にかけての一年間の調査結果》
関節炎――調査対象人数・二三八二人、平均年齢・六十七・一歳、試飲日数平均・二六・一ヵ月、改善率・八二・一パーセント
リウマチ性関節炎――上からおなじく六二八人、六十四・一歳、二五・一ヵ月、八四・一パーセント

《一九九四年から一九九五年の調査結果》
関節炎――おなじく、一一四三人、六十五・二歳、三四・九ヵ月、八六・八パーセント
リウマチ性関節炎――三四四人、六十四・一歳、三六・七ヵ月、八六・八パーセント

高い改善率が変わらず維持されていることが、これを見るだけでもわかる。

左の図は三十八年間の試飲調査全体の平均統計である。主な症状の改善率をグラフ化したもので、ここでもリウマチ性関節炎は高いレベルを示している。

広範な改善分野と改善率の高さ

「現実に、免疫ミルクがこれら自己免疫疾患や関節炎に折り紙つきの改善効果をあげることがわかって、私たちは免疫ミルクが秘める健康復元力を改めて見直しました。

アメリカ（オハイオ州）での試飲調査における主な改善率

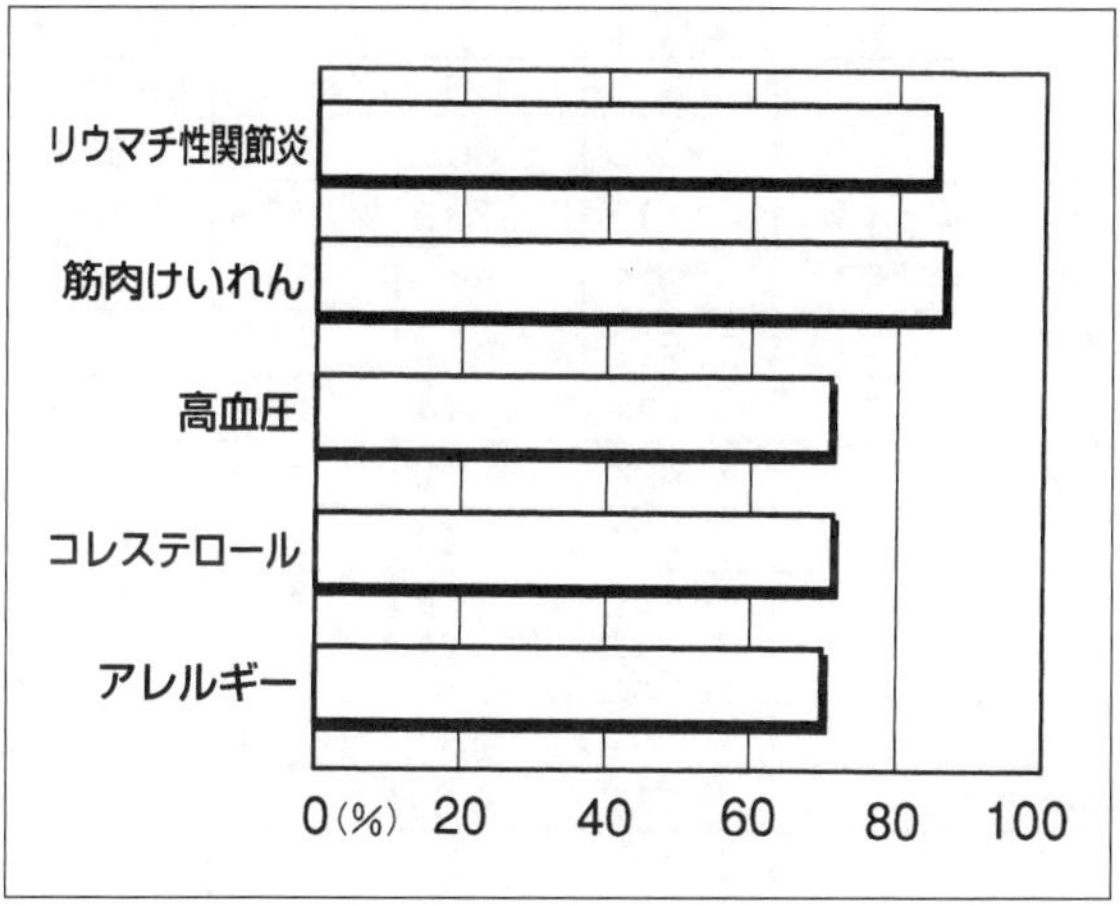

そして、翌年から試飲調査の対象を少しずつ広げていきました。

そのたびに、免疫ミルクに秘められている癒しの幅広さと奥深さがひとつひとつ明らかになっていったのです。それは、調査にあたっているこちらのほうが、まだこんな症状にも効果があるのか、と驚かされるようなことの連続だったのです」

あまりおおげさないい方はしたくないが、といいながらギンガリッチ博士の声にはつい熱がこもる。

つぎのふたつの表をご覧いただきたい。一九九三年から九五年にかけての試飲調査データの一部（100ページ）と、そのつぎの年（一九九四～九五）のオハイオサーベランスのデータ（101ページ）である。

アメリカでの試飲調査（オハイオサーベイ）

1993〜95年の結果

症状	調査対象人数	平均年齢	試飲月数	改善率(%)
関節炎	3525	66.5	29.0	83.6
コレステロール	1117	70.5	20.9	72.8
リウマチ性関節炎	972	64.6	29.2	85.1
血圧	674	62.3	20.8	69.3
筋肉痙攣	617	63.4	19.5	81.1
心疾患	424	65.8	21.7	68.5
しびれ	401	63.1	20.3	65.7
アレルギー	346	58.7	24.1	70.5
慢性胃炎	280	60.1	18.2	76.2
頭痛	246	67.7	17.9	66.7
消化不良	237	60.3	18.2	76.0
便秘	171	62.2	13.7	66.1

試飲調査がいかに広範な分野にわたるか一目瞭然だろう。

「コレステロールが下がった、便秘が治った、高血圧が正常化した、慢性胃炎が治った、痺れが消えた、アレルギー性疾患であるゼンソクやアトピーが改善したなどとつづき、ついに虫歯にまで効果があった、という報告が出てきて――なぜ、免疫ミルクでそんなことまで改善するんだ、と現象のあとを追いかけるようにして動物実験が始まったのです」

飲用試験を拡大する前にはむろん、外部の研究機関に委託した安全性試験の結果も出ていた。免疫ミルクは開発後も改良が加えられていったからそのつど何次にもわたる安全性試験が行なわれ、すべて、異常なし、副作用ゼロという安全性を保証する結果を得ている。

1994〜95年の試飲調査（オハイオサーベイ）

状態	人数	平均年齢	飲用月数	改善率
全体	1403	63.8	35.1	
関節炎	1143	65.2	34.9	86.7%
リウマチ	344	65.5	36.7	86.8%
骨	456	66.3	35.6	84.8%
コレステロール	384	63.9	28.6	77.0%
血圧	226	65.7	23.7	72.8%
エネルギー不足	214	61.3	22.2	80.5%
筋肉痛	160	64.8	30.2	85.7%
アレルギー	135	59.2	31.7	74.8%
心疾患	129	66.9	27.1	82.3%
睡眠障害	126	62.0	19.7	73.9%
麻痺	108	64.3	30.7	71.6%
食欲不振	81	62.1	27.2	83.3%
消化不良	69	61.0	23.3	79.1%
腹部の膨張	65	63.7	27.1	58.7%
皮膚疾患	59	63.9	26.3	62.5%
頭痛	59	60.9	22.2	84.9%
神経過敏	48	59.6	18.9	79.1%
便秘	43	63.2	16.2	70.7%
呼吸困難	40	61.1	23.7	69.2%
食品アレルギー	37	62.7	27.3	67.6%
ガン	31	68.2	48.9	69.0%
下痢	28	65.4	16.6	88.9%
潰瘍	25	64.2	17.8	83.3%
狼瘡	3	73.5	55.0	100.0%
活力				73.0%
健康				75.9%
睡眠の質				65.6%
QOL（生活の質）				73.5%

これだけある免疫ミルクの健康回復力

これまで紹介してきたスターリ研究所による試飲調査は、すべて疫学的調査データである。系統的統計的把握であり、医学的作用機構や物質の分子構造解明まではいたっていない。それを作用因子別にまとめるとつぎのようになる。

①二六種の抗体

(a)腸のなかで直接、人に害をおよぼす二六種類の細菌（病原菌）を不活性化（無害化）する。それにより、通常一ヵ月から三ヵ月間でこの二六種類の細菌が起こした病状を効果的に改善、あるいは緩和する。

さらに、この免疫ミルクを常用すると、その二六種の細菌が関与する感染症を予防することができる。

(b)免疫ミルクに含まれる二六種の抗体のはたらきで、腸内細菌の種類と量が適切に正常化、改善されることにより、腸内をアルカリ性の状態に保ち、胆汁酸の大部分を不溶性胆塩に代謝する。その不溶性胆塩は糞便といっしょに体外へ排出されるため、コレステロールの排泄を促進しコレステロール値を下げる。また、食物からとった脂質の吸収を減らすことにもつながる。

(c)免疫ミルクに含まれる主要抗体IgGがアレルゲン（アレルギーの原因物質）とIgE抗体との結合を阻害し、アレルギー症状の原因となるヒスタミンなどの物質の体内での産生を防ぐ。

(d)三カ月以上長期間つづけて飲んでいると、白血球（マクロファージやNK細胞、Tリンパ球、Bリンパ球、顆粒球など多彩な免疫機能を担う細胞の集団）の病原菌やウイルスを殺す作用を活性化する。大食細胞（マクロファージ）と病原菌を速やかにくっつけてマクロファージの貪食作用（病原菌を食い殺す）を促進する。

T細胞のリンパホルモンの分泌を促し、B細胞の抗体の産生をスムーズに行なわせる。

②抗炎症因子（HIMF＝Hyper Immune Milk Factor）

病原菌感染などにより体内で起こる多様な炎症を、沈静化させる強力なはたらきをもつ。強い抗炎症薬（ステロイド剤など）には副作用が出るものも少なくないが、HIMFは消炎効果が大きいにもかかわらず、自然食品由来であるため副作用がまったく出ない。MAIF（乳抗炎症因子）も含む。

なお、ついでにいえば、抗炎症薬としてもっともよく使われるステロイドは、体内での抗体の産生を阻害することが少なくないが、免疫ミルクはそれ自体が抗体の宝庫であり、ステロイドを使わざるをえない場合に併用すれば、その抗炎症作用とも相まってより有効である。

③大食細胞（マクロファージ）活性化因子（ＭＦＡ＝Macrophage Activation Factor）

マクロファージの貪食作用を活性化し、病原菌ならびにガン細胞を食い殺し破壊する力を増進させる。

④抗血管緊縮因子

血管を収縮させる血管緊縮因子転換酵素（ＡＣＥ）を抑制することにより、血管を拡げ血圧を下げる。毛細血管が拡張することで、血流がスムーズになり、患部に新鮮な血液や体内で産生された健康回復物質（ステロイドや抗炎症、白血球など）が運ばれやすくなる。心臓血管障害が改善されることもある。

⑤過酸化物分解酵素（Lactoperoxidase）

血液中の過酸化脂質を分解し、過酸化脂質によって起こる成人病を予防する。過酸化脂質は生体活動により体内に発生する活性酸素（酸素毒）との酸化反応によってできるが、近年の研究で多くの成人病や老化現象の発現と深い関わりがあることがわかってきている。

「これらのほかに、まだ未解明の作用因子が免疫ミルクに含まれていることは、試飲調査で現われてくる効果の幅広さからみて間違いありません。

スターリ研究所では一刻も早くそれを明らかにするため、動物実験なども含めて、いまも全力で研究を進めています。それらの化学構造までを含めて、いずれ完全に解明されることになるでしょう」

最近来日したスターリ研究所のリー・ベック副社長は、研究が三十九年間の積み重ねをふまえて相当に進んでいることをうかがわせる自信に満ちた表情で語った。

世界各国の医療機関で進められる臨床試験と基礎研究

「免疫ミルクについての研究は、スターリ研究所だけで行なわれているわけではありません。特定の疾病を対象にした医学的な臨床試験は、アメリカをはじめ各国の医療機関で進められてきていまして、それぞれに医学的な成果があがっています。

きちっとしたプロトコル（臨床試験の手順規範）にのっとったその臨床成果は、免疫ミルクの信頼度を高めてくれます。

薬でもない免疫ミルクに、なぜ薬みたいな臨床試験が必要なのか、とお考えになるかもしれませんが、私どもは食品ではあっても人が健康維持や病気の予防、あるいは健康復元力を期待して飲んでくださるものであるかぎり、やはり、そのはたらきといいますか作用を科学的に明らかにし、その情報をなんらかの方法でクライアントの皆さまにお伝えするのが、誠意ある態度だと考えているのです。ですから、これからも各国の優れた医師や研究者にお願いして、外

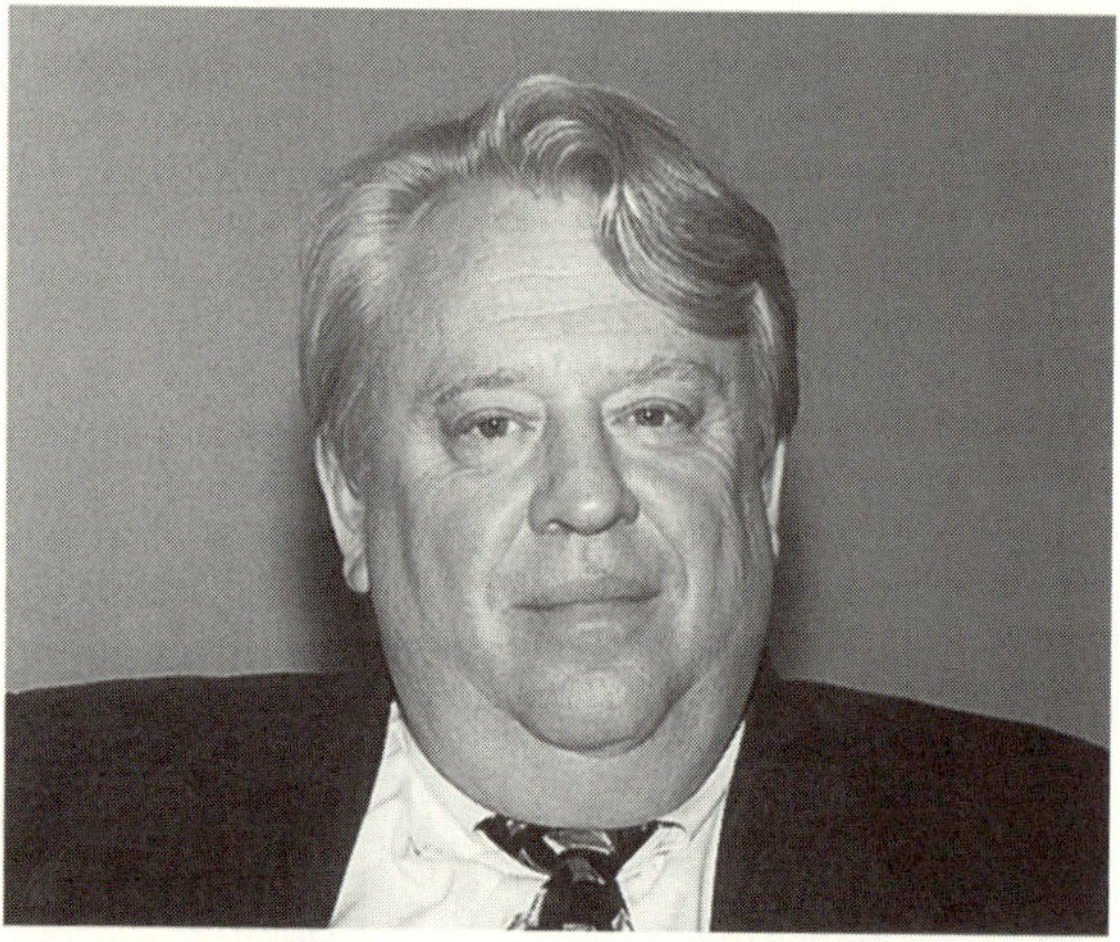
免疫ミルクの研究・分析を進めるスターリ研究所副社長、リー・ベック氏

部の人びとの目で客観的な臨床や基礎の研究を深めていきたいと、いつも広く門戸を開いているのです。実際、分子生物学や栄養学や免疫学などの分野の方で、薬とは異なる角度より、健康の維持、改善をはかる方法を模索している研究者から、免疫ミルクを研究対象にしてみたいという声はかなり寄せられていまして……健康を守る方法が薬だけはないということに多くの人びとが気づきはじめていることを、そうした医療関係者の話を聞いていると、ひしひしと感じるのです。

時代はたしかに動いています。自分の健康はできるだけ自分が主体となって守る、という意識が広がりつつあるのです。

薬や手術が必要なときも、インフォームドコンセントで医者に手段を説明してもらって、最終的な選択は患者自ら行なうわけですが、そうした手段のうちのひとつの選択肢にデザイナーフードや機能性食品も入るようになっていくでしょう。食品のなかには間違いなく癒しの選択肢に加えてしかるべき実力をもつものがあります。

臨床試験や基礎研究は、免疫ミルクがそういう食品のひとつであることを医学的に証明しつつあるのです」

これまでに行なわれた免疫ミルクについての臨床試験と基礎研究の主なものを参考までに列挙しておく。ごく一部である。なお、内容の詳細についてはアメリカのスターリ研究所か、日本の提携企業であるスターリジャパン㈱（03・5466・2074）あるいは免疫ミルクなどの資料が集まっている免疫抗体食品研究協会（03・3498・2833）に問い合わせていただきたい。ただし、免疫ミルクの基礎研究など医学的な取り組みは日本がもっとも進んでおり、その全貌は本書ですべて明らかにする。

①リウマチ性関節炎に対する臨床試験

アメリカ・アラバマ大学医学部、ウイリアム・ニダーメイアー博士により、交差ダブルブラインド方式による臨床試験が行なわれ、免疫ミルクがリウマチ性関節炎の症状を改善することを証明した。

②コレステロールに関する試験研究

アラバマ大学医学部のジョン・デイキンソン博士とウォルター・ウイルボーン博士は共同でコレステロールに関する免疫ミルクのはたらきを研究して、健康復元に役立つ結果を得た。

LDL（悪玉コレステロール＝低密度脂質タンパク）の平均的低減が起こることを確認。

HDL（善玉コレステロール＝高密度脂質タンパク）は少し上昇した。

③幼年性リウマチ性関節炎の子供たちに対する安全性・副作用のテスト

アメリカ・シンシナティ児童病院で、アメリカ食品医薬品局（FDA）の認可を得て免疫ミルクの安全性調査が行なわれ、副作用がまったくないことが証明された。かなりの改善効果もみられたようだが、この試験の目的は安全性の確認であったため報告は副作用なしに絞られた。

④リウマチ性関節炎に対する臨床試験

アメリカの一四の医学センターがFDAの認可のもと成人を対象にリウマチ性関節炎の臨床試験を大がかりに行なった。有効性が確認された。

⑤コレステロール低減効果を調べる臨床試験

スターリ研究所と医薬品メーカーSandozが合同で行なった臨床試験。血液中のLDL（悪玉コレステロール）が有意に減少することが証明され、その成果の一部始終はアメリカの権威ある医学雑誌「The Am. J. of Clinical Nutrition」誌上で発表された。

免疫ミルクの安全性

主な安全性試験	試験内容と結果
オハイオ州立大学での試飲試験	ボランティアの成人男女108名（平均年齢30歳）が45g/日・3週間連続試飲。全員異常なし。
ロンドン、チャーターハウス病院での試飲試験	ボランティアの成人男子20名（20〜30歳）が二重盲検法で1日2回、計90g・6週間連続試飲。全員異常なし。
アラバマ州立大学での安全性試験	男女20名が二重盲検法で1日2回、計90g・6ヵ月連続試飲。全員異常なし。
シンシナティ児童病院での安全性試験	FDAの認可の下に行なわれ、安全性試験において副作用が全くないことが証明された。

⑥エイズ患者の下痢への臨床試験

ＦＤＡの認可によりニューヨークＳＴ・Ｌ・ルーズベルト病院のエイズ患者に対して臨床試験が行なわれた。エイズは免疫力の低下によって、普段なら人間と共存し害をなさない弱毒性の細菌が、つぎつぎと体に牙を剝き日和見感染を起こす。患者は結局、日和見感染によって命を奪われていくことになる。

特に、腸は一〇〇種類もの腸内フローラ（腸内細菌）とともに多数の弱毒性の細菌類が日頃から棲みついている場所で、それらの毒性を抑制していたＩｇＡ抗体やＩｇＧ抗体などの免疫機能が低下すると、腸内細菌がいっせいに暴れだし、エイズ患者は例外なくひどい下痢症状に襲われる。こうした性質上、エイズ患者の下痢は健康な人たちのような一時的なものには終わらず、しばしば致命的な結果につながっていく。

現代医学的治療では、抗生物質など強い抗菌力をもつ薬でそれらの病原菌の暴走を食い止める。

しかし、強力な抗生物質は、腸内で常時生体防御物質や生体活性物質を産生して健康維持に重要な役割を果たしている腸内フローラ（善玉菌）まで、いっしょに破壊してしまうのである。腸内フローラは日頃は病原菌の増殖を食い止める役割も果たしているのだが、それが破壊されることで病原性細菌の増殖を止めるものがなくなり、日和見感染がいっそう加速されるという悪循環を繰り返すことになる。

こうしたなかで、毒性がまったくないため腸内フローラ（善玉菌）を損なうことなく、しかも大量のIgG抗体などとともに腸内細菌、病原体に対する二六種類の抗体成分を含有する免疫ミルクの有効性が注目されることになったのは、当然のことだった。

エイズ患者への臨床の結果、免疫ミルクの腸内環境を整える力は実証され、日和見感染にもある程度ブレーキをかけられることが明らかになった。

現在では、これらの臨床試験の成果を活かして、すでにエイズ患者用の乳糖を含まない免疫ミルクが開発されている。まもなくそれがアメリカ全土とほかの国々で実際の治療に活用できるようになる予定という。

⑦炎症防止の臨床試験
ニュージーランド・オクランド大学のミラー博士により、免疫ミルクによる炎症防止臨床試験が行なわれ、消炎効果が証明された。
⑧炎症防止臨床試験
ニュージーランドのおなじ大学の医学部ダスマン・ジョンズ博士が、やはり多様な病気に対する炎症防止効果を確認。
⑨下痢防止臨床試験
アメリカ・北カロライナ州立大学ジム・レクセ博士が行ない、下痢防止効果を確認。
⑩コレステロール低下臨床試験
ニュージーランド・オクランド大学のノーン・シャープ博士が行ない、悪玉コレステロールの低下と善玉コレステロールの増加を証明した。
⑪関節炎への臨床試験
ニュージーランドのデビッド・パルマー博士が中心になって行ない、改善効果を証明。
⑫副作用と安全性への臨床試験
イギリス・ロンドンの有名な病院チャーターハウスクリニックで、健康な人二〇人を対象に行なわれた。六週間の飲用試験の結果、副作用がまったくないことが証明された。

⑬ガン・免疫力維持・慢性関節リウマチに対する基礎研究と臨床試験

一九九〇年以降、日本で行なわれた薬理研究と臨床試験である。
九州大学生体防御医学研究所、北里研究所、東札幌病院、原土井病院、東広島記念病院、ヤクルト、雪印乳業、武田食品、エーザイなどで、かなり突っこんだ研究が行なわれた。成果は以下の章で具体的に紹介する。

こうした研究、臨床の積み重ねと広がりをみるだけでも、免疫ミルクが従来型の機能性食品とはかなり異質で、いわゆる〝医療〟に近接する地点に位置する〝食品〟であることを感じ取っていただけることと思う。

第3章　免疫ミルクのメカニズムはここまで解明された

九州大学・野本亀久雄教授と免疫ミルクの出会い

免疫システムを土台とする〝生体防御医学〟

食品でありながら、免疫学的な角度から見るときわめて薬に近いところに位置する免疫ミルクが、各国の医療関係者の関心を引き、かなり早い時期から研究と臨床が行なわれてきたのは、すでに見てきたとおりである。

しかし、その免疫ミルクの作用機序（メカニズム）を免疫学の立場から、もっとも純理論的に厳密に解明したのは、九州大学〝生体防御医学研究所〟の野本亀久雄教授とその研究陣であった。

人の免疫システムのなかで免疫ミルクは何をするのか。どういう手順で人の免疫機構の一角に関与するのか。そして、それは結果として、人間の生体活動にどんな現象をもたらすのか。未来医学のなかで、どういう意味をもつのか。

それらを動物実験なども駆使し、基礎科学的に確定させることによって、野本教授は免疫ミルクの位置関係をより医学に近いところへ移動させたといっていいだろう。

ここでいう〝医学〟をもう少し具体的にいうなら〝人の生存の基本的な条件を整える医学〟ということにでもなるだろうか。

それは、これまでの医学、ことに攻撃的で病気を力づくで排除するという傾向の強い西洋医学が、治療手段としてはあまり重要視してこなかった部分でもある。

それは〝免疫〟であり、さらに広い意味で生体を守り、健康復元力をも含む〝生体防御医学〟という分野である。十数年前あたりからやっと、地味ではあるが生体維持の土台ともいうべきこの部分の重要さが認識され、急速に脚光を浴びるようになった。そうした流れにつれて、先端的な研究者がこの分野に集中するようになる。免疫学は、いまではもっとも刺激的な花形分野である。

野本亀久雄教授は、こうした新しい医学分野の流れが起こるはるか前から免疫、ならびに生体防御研究に取り組み、その流れをつくる原動力となった何人かの代表的研究者のひとりであった。

しかも、野本教授にはほかの研究者とはひと味違う哲学があった。

学問的研究成果は、たんに学問的手柄として学問の世界だけにとどめおくのではなく、できるだけ速やかに現実の社会で、いま生きて病んだり苦しんだりしている人びとの役に立つ方法を見つけ出し、実践しなければならない、というのが野本哲学である。ある理論を提示したからには、それを実践する方法論も見つけ出し、人びとに提示すべきだというのだ。

基礎医学というのは俗世間とは距離の隔たりのある純粋な学問の世界で、基礎学者がそこまで踏みこむには、かなりわずらわしいことも覚悟しなければならないし、エネルギーも要する。いっぽうでは、俗事と関わりをもつことに拒絶反応を示す学問の世界の旧い体質も依然として残っていて、それらの抵抗もある程度は覚悟しなければならない。

野本教授は、そうしたもろもろを振りきって、早くから自らの研究と社会の接点を積極的に模索し、その成果を社会に開放してきたのである。

〝日和見《ひよりみ》感染防止〟を目指して、野本教授が免疫ミルクに注目

その野本亀久雄教授の研究に〝日和見感染を防止すれば、人の生存条件は飛躍的に高まり、多くの疾病で死亡率が激減する〟というすばらしいものがある。

理論的には完全にできあがっていた。あとは、その理論を実際に病む人びとに役立てるための方法を見つけるだけである。

「日和見感染を防止して人の生存条件を高めることのできる方法、あるいはそういう物質はな

いだろうか。

私はスタッフたちを動員して、その探索に全力を傾けた。

いや、探すだけではなく、〃日々黎明《れいめい》塾〃の研究者や企業の皆さんには、私の理論を医療現場や社会で実現してくれるものを創造開発することはできないか、と頼んでもみたんじゃ」

〃日々黎明塾〃は多くの大学の教授、研究者や企業の研究者、実業家など三〇〇人余からなる研究・交流集団である。

白い巨塔のなかの研究と実業界の研究開発の接点の場とし、また、各大学の研究者たちの横のつながりの場をという意図から、野本亀久雄教授を中心にもう何十年にもわたってつづいてきた。毎年、東京で大会が開かれ、希望者は誰でも参加できるという外部に開かれた会である。会員のなかからは毎年、複数の教授が新しく誕生し、大会で披露される。一九九七年には七人が教授になり、会員の祝福の拍手を受けた。

この会の産学交流から産まれ、社会に迎えられている技術や開発商品も少なくない。

いまだにこういうやり方を色メガネで見る傾向が日本にはあるが、世界の先進国ではすでに高度な基礎研究と高度な開発、設計技術を要する先端的な製品の開発を成功させるためには、〃産学協同〃と呼ばれるこのような役割分担が不可欠であるとして、常識になっている。

アメリカのシリコンバレーは半導体と電子機器の製品開発・商品化では世界でもトップラン

クの成功をおさめているが、その原動力は産学協同にあった。

スタンフォード大学などいくつもの大学との研究協力をつづけ、その研究を土台にして商品の開発を行なっているのだ。

ベル研究所はノーベル賞受賞者を多数輩出したことでも知られる企業の研究開発機関だが、そこも大学研究者との産学協同によって基本的なアイディア（研究）を得ている、とカール・シューベル研究所副所長は公言している。アイディアと消費者のニーズ、この双方を兼ね備えた社会に役立つ価値ある新製品は、産学協同からこそ産まれる、とシュー副社長は断言しているのだ。日々黎明塾の会員たちは、おなじ考え方を、日本というこの閉鎖的な社会で長年にわたり実践してきたのである。

「日和見感染を阻止する方法として、漢方から民間療法、薬、食品や、生活の仕方、心の動きに関わる分野まで目配りを広げて、私は使えるものを追ったんじゃ。これは、というものもだいぶ出てきたが、試験研究を重ねてみると、どれもいまひとつ満足できなくて……。いや、効果的なものもいくつかはあったのだが、人が実際に使うという面で難点があったりして、ピタッとくるものを求めて何年も試行錯誤をつづけていたんじゃ。私たちは目を、国内からしだいに世界へと広げていった。

そして九年前、ついにぶち当たったのが〝免疫ミルク〟だったんじゃ」

スターリ研究所や各国の大学などですでに行なわれてきた基礎や臨床研究の論文に目を通し、また、スターリ研究所が三十余年間毎年休みなくつづけてきた試飲試験の成果を見て、野本教授は免疫ミルクこそ自らの理論を人の体内で現実のものとしてくれるのではないか、と直感し、すぐに研究者たちを動員して基礎試験に取りかかったのである。

体の復元力が作動すれば病気も回復する

〝健康〟——何をもって健康と呼ぶかは、深く考えれば奥行きがとてつもなく深くて、ひと言ではとてもこうだとはいいきれない問題を含んでいる。

肉体的には健康に見えても、実は心に大きな悩みをかかえていて、目には見えない体の深層部で生体機能の狂いが起き、体温の調節や睡眠や排便に不都合が起こっていることもある。

あるいは逆に、事故か何かの後遺症で片足が不自由になっていて、外見的には健康ではないように見えながら、実は痛いところもなく、睡眠や食欲などもすべて快適で、心も正気に満ち充実していて、社会的に立派な役目を果たしているという人はいくらでもいる。

そして、どちらの側も、その状態は固定したものではない。今日の不調は明日には、本来の快調な状態に戻るかもしれないし、いま正常な体調の人も、外界の影響で明日には調子が崩れ、熱っぽくなるかもしれない。ときには、体内に侵入してきた細菌などにより、下痢や腰痛に見舞われることもあるだろう。

しかし、それもまた体が本来的に秘めている復元力がはたらいて、いずれ近々、健全な体調に戻るのが普通だ。

体の状態は体外環境や体内の環境の変化によって、常に快調と不調のあいだを揺れている。その復元力を、すでに述べたようにホメオスターシス（体の恒常性）という。

〝健康〟というのは、ホメオスターシスがはたらいて、その揺れが簡単に復元する範囲内にとどまっている状態といっても、あながち間違いではない。復元する、というのは不調になる前の〝おなじ自己〟が維持されているということでもある。

そして、ホメオスターシスがはたらきにくくなり、以前とおなじ自己に復元しにくくなって不調がさらに進み、体のどこかに破壊や障害が発生した状態、あるいは体内に侵入した細菌が体内のどこかに巣喰ってしまった状態を〝病気〟という。

健康から病気へ移行のキーポイントは〝復元力〟つまり〝ホメオスターシス＝肉体の恒常性〟がきちんとはたらいているかどうかにあるのだ。

「恒常性維持機構ともいうべき自律的システムが体には備わっています。それが正常にはたらいているかぎり、体調が環境によって少しぐらい右へ左へと揺さぶられても病気にはならんよ。

恒常性維持機構の構成要素

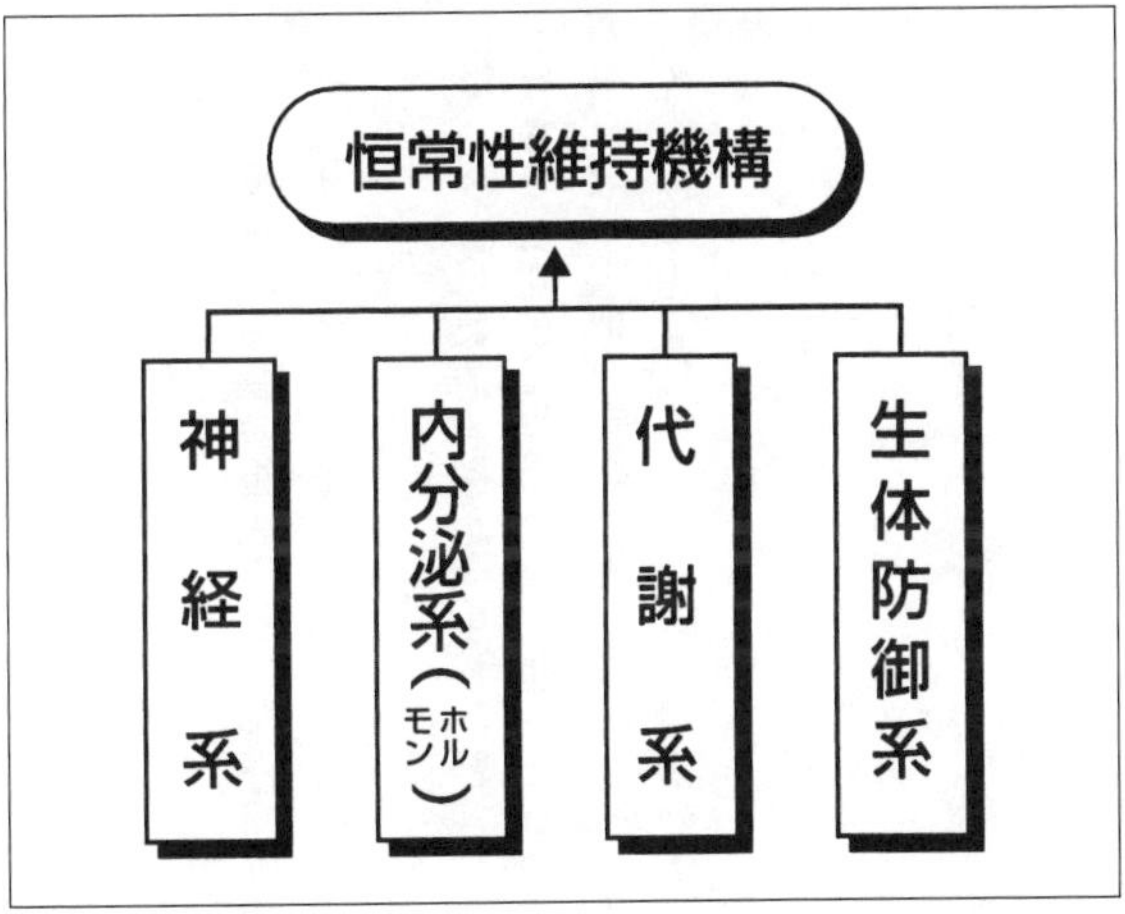

もし発病しても、恒常性維持機構の機能が回復してくれれば、体の復元力が作動していずれ病気も回復するということになる。

とすれば、恒常性維持機構をどう正常に保つか、あるいは狂いをきたしてしまった恒常性をどう正常化させるか。それこそが〝健康の鍵〟ということになる」

四つの恒常性維持機構が人体を守る

野本亀久雄教授は、恒常性維持機構は四つの生体調節機能の連携ネットワークからなる、と図示してみせる。

神経系（自律神経など）、内分泌系（ホルモンなど）、代謝系（新陳代謝＝酵素反応など）、生体防御系（免疫など）である。それらはそれぞれに膨大なシステムを全身に張りめぐらす独自の機構なのだが、これらが必要に応じて即座に連携し、体の恒常性を維持するためにはたらくのである。

「冬、急に寒い外に出たとしましょう。体温が奪われて寒くなる。

するとと、皮膚から脳の視床下部に神経系を通して体温が下がったというシグナルが送られる。視床下部はすかさず内分泌系の本拠ともいうべき副腎皮質に信号を送ってアドレナリン（ホルモン）の分泌を促す。

アドレナリンは緊急事態が発生したとき、血圧を上げ、血流を必要な部分に集中させたり血糖を上昇させたりして代謝系を亢進させます。

この場合は、末梢血管の血管を収縮させ、体表から熱が放散するのを防ぐ。そして、血液とともに各器官に運ばれたブドウ糖が、熱を発して体温を上昇させることで、体温を平常に保つのです。

これが通常いわれている〝恒常性維持〟のはたらきです。

体温が急に冷えたところへ、インフルエンザウイルスが入ってくることがある。そのときすかさずウイルスに対する抗体をつくって撃退するのが、生体防御系なんじゃ」

恒常性維持機構は、病気など体の緊急事態にも、もちろん作動する。

たとえば、料理中にあやまって指先を切ってしまったとする。

痛いと思った瞬間、神経系はすでに指が傷ついたことを脳に伝えているのだ。脳はすかさずエンドルフィンという、痛みを和らげる脳内物質を放出し、血液を通して傷の部位に送る。さらに、血圧を上げるなど多方面の信号を自律神経などに送る。血流を増し、速やかに傷口を修復するためだ。代謝系は、それに応えて修復物質を傷口に集中させる。内分泌系は副腎皮質にはたらきかけて、ステロイドホルモンを放出するなどして傷口の炎症を沈静化させる。そして、生体防御系は免疫の主役である白血球を傷口に集めて、傷口から侵入しようとする細菌を阻止する。こうしているあいだに、代謝系が新しい肉を盛り上げ、切れた神経を修復し、皮膚を新生させていく。

指先のごく小さな傷ひとつとっても、四つの機構の緊密な連携が少しの遅滞もなくはたらいて、私たちの体は維持されているのである。

このように、恒常性維持機構のなかでも〝生体防御系〟の機能は、体に危険が迫ったときにもっとも本領を発揮する頼もしい存在なのだ。

「健康に生きていくためには、生体防御機構がいざというとき、いつでも全開になるように日頃から強化するといいますか、健全に保っておかなければならんのです。

生体防御医学は、そのための医学といっていいのです」

腸内に棲む細菌の叛乱——日和見感染症

「人の生体防御は、三段階からなるバリアーによって行なわれています。第一段階は〝皮膚や粘膜といった体表層のバリアー〟、第二段階は〝食細胞（マクロファージ、好中球、リンパT細胞など）のバリアー〟、第三段階が〝体内での食細胞とIgG抗体などの連携によるバリアー〟です。

免疫ミルクは、粘膜、つまり腸管の粘膜ですが、このバリアーと、体の組織内のバリアーを強化することで病気を予防し、改善するんじゃね。

特に、腸管粘膜でのはたらきは医学的にも注目に価する。

免疫ミルクを継続的に飲むことによって、いろいろな病気での死亡率が激減することが私たちの研究で明らかになったのです」

野本亀久雄教授は貴重な研究の成果を、一日の研究を終えて人けのなくなった生体防御医学研究所の研究室で淡々と語りはじめた。

「すでに紹介したように、人間の腸内には一〇〇種類一〇〇兆個という膨大な腸内細菌が定住している。腸管内のあちこちに、花畑におなじ花がかたまって咲くように集団で存在しているので〝腸内フローラ〟と呼ばれておる。腸管にやってくる栄養をもらって生きておるんじゃ。

大部分は生体にとってはまったく病原性のない定住型の細菌でね。〝善玉菌〟ともいう。これらは種類ごとに腸の一定の場所に棲みついていて、それらが人間の生体活動に必要なホルモン様物質や、健康回復物質を放出したり、消化に関わったりしながら人の健康維持のために多彩な役割を果たしておる。

また、食物といっしょに口から病原性の細菌やウイルスが侵入してきても、腸内フローラの存在によって、病原性細菌の爆発的な増殖が抑えられるんじゃね。

定住型腸内フローラは、それ自体が生体防御系の重要な構成要素のひとつでもあるわけじゃ。このことはね、生存環境からすべての細菌や微生物を除去し、腸内にもまったく細菌のいない無菌動物をつくって調べてみると、生体防御系のはたらきが休眠状態になっていることからはっきりしている。

ところで、私たちの腸内には、こうした定住型で病原性のない細菌のほかに、弱い病原性をもった暫定型の腸内フローラも棲みついておる。弱い病原性のあるこうした細菌は、宿主（人間）の免疫力がしっかりしている元気なときや、若いときには、それに抑えられて感染症を起こすことはないのだが、しかし、体力の低下や高齢化で免疫力が低下してくると、病原性を発揮して感染症を起こすようになる。

普段はなんともなく人間と共存しているのに、宿主の弱体化の隙をみて感染症を起こす——こういうのを〝日和見感染症〟と呼ぶんじゃ。

病原性がもともとたいして強くないものだから、発病といっても普通はそれほど激しい病状にはならないし、日和見感染症はエイズ患者の場合は別にして、それほど大問題とは考えられていないんじゃが……。

ところが、実際にはこの甘くみられがちな日和見感染が、人の死に深く関与しているんじゃ」

日常的に私たちと共存している腸内細菌の一部が、ある日〝日和見感染〟という叛乱を起こし、宿主の命を奪う。

虚をつかれるような話である。

腸管の免疫力を強化する免疫ミルクで、死亡率は激減する

「ガンとか慢性疾患とか成人病など、人は多様な病気で死んでいきますが……実は、その死因を厳密に調べてみると、多くの死者は、そうした本来の病気で亡くなっているわけではないんじゃ。

ほとんどは、その病気で体力が落ち、免疫力が低下したために日和見感染症が頭を擡《もた》げてきて、それに抗しきれなくなり、なんらかの感染症で命をとられているんじゃね。

それとお年寄りの死じゃ。免疫機能は高齢化とともに誰でも確実に低下してくる。

中高年世代になると、成人病や慢性疾患にかかりやすくなるが、あれは明らかに免疫系も含めた恒常性維持機構の弱体化と関連性があるんじゃ。つまり、不調の状態から健康な状態への復元力があまり適切にはたらかなかったために、発病にいたるのです。

そして、免疫力の低下が長くつづくと、肺の免疫力の隙をついて肺炎菌が牙を剝き、肺炎で死亡する人も多くなる。

とにかく、肺と腸は二十四時間休みなく外界にさらされているんですから、あらゆる細菌が常時侵入してくるわけで、免疫力の低下はそれらの体内侵入と感染をやすやすと許してしまうという意味で重大な生体防御の危機なのです。

ですから、肺と腸管の免疫力を何かで補ってやることができれば、死亡率は劇的に下がりますよ。ことに、腸管の免疫力をしっかりしたものにすることにより、腸管内の弱病原性細菌や侵入細菌を無害化することができれば、日和見感染症による死亡は間違いなく低減します」

免疫ミルクでそれが可能になり、寿命が延びることを、野本教授はいくつかの動物実験によって証明したのである。

腸内細菌数をコントロールして、さらに健康・長寿に

高齢化社会へ向け、生体本来の免疫力に着目

「腸内に暫定的に棲みついている弱病原性細菌を、一般的に〝腸内悪玉細菌〟と呼びます。これが〝日和見感染症〟をひき起こす元凶であるわけですが、免疫ミルクはこの悪玉細菌の数を減らすことができるのか。それを、わしらの研究はまず明らかにしなければならなかったんじゃ」

普通の牛乳ではなく、わざわざ免疫ミルクを飲もうという人びとは、すでに体になんらかの症状や苦痛があるか、高齢化からきた体力の低下を防ぎたいか、いずれにしても免疫力がかなり落ちている可能性が高いと考えられる。

それはつまり、腸内悪玉細菌が日和見感染を起こしやすい危険な状況にあるといっていいのである。ならば、腸内悪玉細菌を直接減らすことができれば、まずは飲む人の安全を守るうえで手っ取り早いわけだ。

特に、病気や高齢化によってすでに、腸内の悪玉細菌数が平常以上に増えてしまっている場合、生存条件を高めるうえでは、それが有効であることを野本亀久雄教授はよく知っていた。

実は、野本教授は三十五歳から四十五歳くらいの学者としては若手のころ、無菌マウスによる動物実験で〝悪玉細菌も含め、腸内細菌のいないマウスでは寿命が五〇パーセント延びる〟ことを明らかにしていたのである。

北里研究所に招かれ、そこであげた業績であった。

北里研究所は、日本の伝染病研究の祖ともいうべき存在である北里柴三郎博士によって設立された感染症の研究機関であり、結核などの医療機関でもあった。

戦後、ストレプトマイシンやパス、手術など結核の治療手段が進歩し、また、抗生物質の登場で感染症が克服されるにつれて、医学界は感染症への関心を急速に失っていった。感染症には抗生物質とワクチンがあれば問題なく、学問としてはもう時代遅れ、という考え方が一般的になり、魅力の少ない分野になったのだ。

それは感染症研究の牙城であった北里研究所も例外ではなく、いつのまにか感染症研究はすたれ、主体は東洋医学（漢方）などに移っていった。危機感を抱いた北里研究所では、新しい時代の感染医学の将来像をつくり、北里の感染医学を再構築すべく、九州大学の野本亀久雄教授に協力を要請し客員部長として招いたのである。

「当時の感染症対策の主体は、予防注射（ワクチン）だったんじゃね。それと抗生物質じゃ。しかし、そこでわしが打ち出した方向は、脊椎のない動物らがもっている生体防御の方法論に着目したものだった」

人間も含め脊椎動物の生体防御は、リンパ球を中心とした白血球の免疫機能である。しかし、白血球のもとになる幹細胞をつくる脊椎のない生きものにも、生体防御機構は立派にある。

それが、腸管や消化管に備わる生体防御のメカニズムである。

「つまり、いまわしが推し進めている〝体の表層での防御→腸粘膜での防御→食細胞による防御→食細胞とIgG抗体などの連携による防御〟という、生体が本来的にもっている病原性細菌ブロック機構の活性化による防御と、腸内細菌の適切なコントロールによる健康復元力の活性化、という方向じゃね」

抗生物質のような力づくの方法を避け、自己の腸内細菌や免疫抗体や免疫細胞による方法、つまり、かなりじっくり時間と段階を経てはたらく悠長な方向を選んだ理由は、むろん野本哲学のなかにあった。

「高齢化社会の到来が意識のなかにあってね。

高齢化で人の腸内フローラの状態は善玉菌より悪玉菌が優勢になる。加齢による免疫力の低下で生体防御機能が疲れきってしまうと、悪玉細菌は抑えつけていた重石がとれてどんどん増殖し、腸管を突破して体内に侵入しはじめ、臓器などに障害を与え、いろんな病気をひき起こすようになる。だからといって、抗生物質を安易に使うと、人間と共存して生体活動を助けている善玉菌もいっしょに殺してしまうことになる。加齢者の腸内善玉菌はそれでなくても少ないわけだからね。それ以上ダメージを与えることはできない。

方法としては、自らの体内の抗体など免疫機能を活性化し、あるいは補ってやることで、悪玉細菌の増殖を抑制したり、腸管から体内への侵入を防ぐこと。そして、もういっぽうでは善玉菌を増やしてやる。

こうした方法は、高齢者の体にかろうじて残っている防御機構へのダメージも少なくてすみますし……なんとか生きもの本来の防御機能を活かした方法での〝新しい感染医学〟を追い求めてみようということで、北里研究所の研究者諸君と研究を進めていったわけじゃ」

腸内細菌のないマウスの寿命は五〇パーセントも延びた！

腸管での生体防御機能を調べるために、研究陣は腸管に細菌の棲まない無菌マウスを使う実験を数多く行なった。

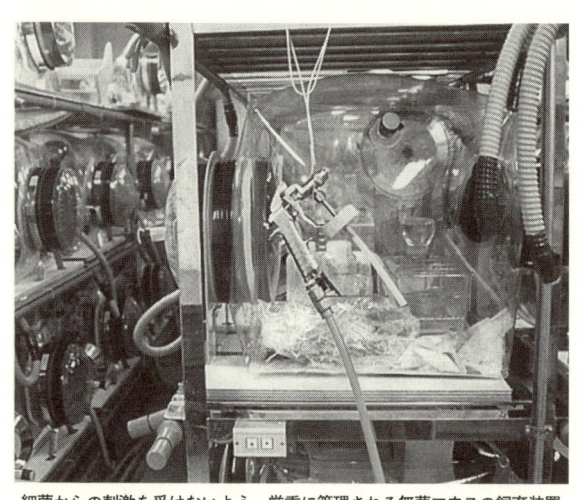

細菌からの刺激を受けないよう、厳重に管理される無菌マウスの飼育装置

「すると、驚くべきことがつぎつぎと明らかになってきたのです。

まず、無菌マウスは腸内細菌が棲みついているふつうのマウスに比較して、寿命が五〇パーセント延びることがわかった。これは人間にあてはめれば、百二十歳から百二十五歳くらいに相当するんじゃ」

人間の絶対寿命は百二十五歳、という説が医学界の一部にあるが、この実験結果はそれと符合する。

「腸内細菌のうちでもことに悪玉細菌は、体内に侵入すると、最終的には大食細胞などで破壊されるにしても、体にとっては大変なストレスになる。そのストレスが無菌マウスではまったくかからない。そのために生体の天性の寿命がまっとうされることになるわけじゃね。

無菌マウスでは、このほかにも、すばらしいことがいくつも出てきたのです。

身長がふつうのマウスより三〇パーセント延びた。自己免疫疾患、つまりリウマチ、膠原病などといったものが出なくなる。炎症も起こりにくくなる。

そして、白血球による免疫の主役であるリンパ球（T細胞、B細胞）が老化しにくくなることも確認された。T細胞（リンパ球）はもともと胸腺で教育されて、免疫系が果たす三つの役割（キラーT細胞＝細菌を破壊、ヘルパーT細胞＝破壊すべき敵の情報を伝える、サプレッサーT細胞＝過剰免疫を防止するブレーキの役割）を与えられるのだが、加齢により胸腺のはたらきが弱体化するとともに、T細胞（Tリンパ球）の機能は低下し、免疫力が落ちる。

ところが、無菌マウスでは年をとってもその免疫力の低下が起きないんじゃ」

無菌マウスの飼育は環境から餌まですべて無菌にしなければならないため、非常に難しい。いまはそれでも環境のコンピューター制御などでいくらか容易になっているが、三十年前ではいかに困難であったか、想像に難くない。おそらく当時は、こんな研究を実際に行なったのは野本教授の研究陣だけだったに違いない。

「無菌マウスなんて、もちろん不自然なものですし、動物はすべて腸内細菌と共生していて、別の意味では恩恵も受けているわけですから、無菌の状態が生きものにとって理想というわけじゃありませんよ。

無菌マウスはまったく細菌からの刺激がありませんから、ヌターッとしていてあまり健全な感じはしないんです。

ただ、基礎医学の実験というのは、できるかぎり純粋な条件で行なって、ほかの要素が混じらない結果を得なければならんので、そういう徹底したやり方をしたわけなんじゃがね」

得られた結果は、野本教授が語るように予測をはるかに上まわる——というより研究者に意識変革を迫るほどのものだった。

この成果は、新しい生体防御医学、感染医学の方向を決めた。

以後、北里研究所の感染医学は腸内細菌と腸管免疫を標的と定め、それを現実の医学のなかでどう実現していくか、ということで研究が進んでいくことになる。

いまも、北里研究所でその研究の先頭に立つのは、当時から野本教授のもとで研究に携わった鈴木達夫医療環境科学センター長である。

鈴木達夫博士は九州大学の野本教授の研究所へも頻繁に通い、それらの仕組みを少しずつ解明していった。

しかし、それを具体的に人の体に施すための効果的な方法の発見までには、道のりはまだ遠かった。

腸内悪玉細菌数の比較

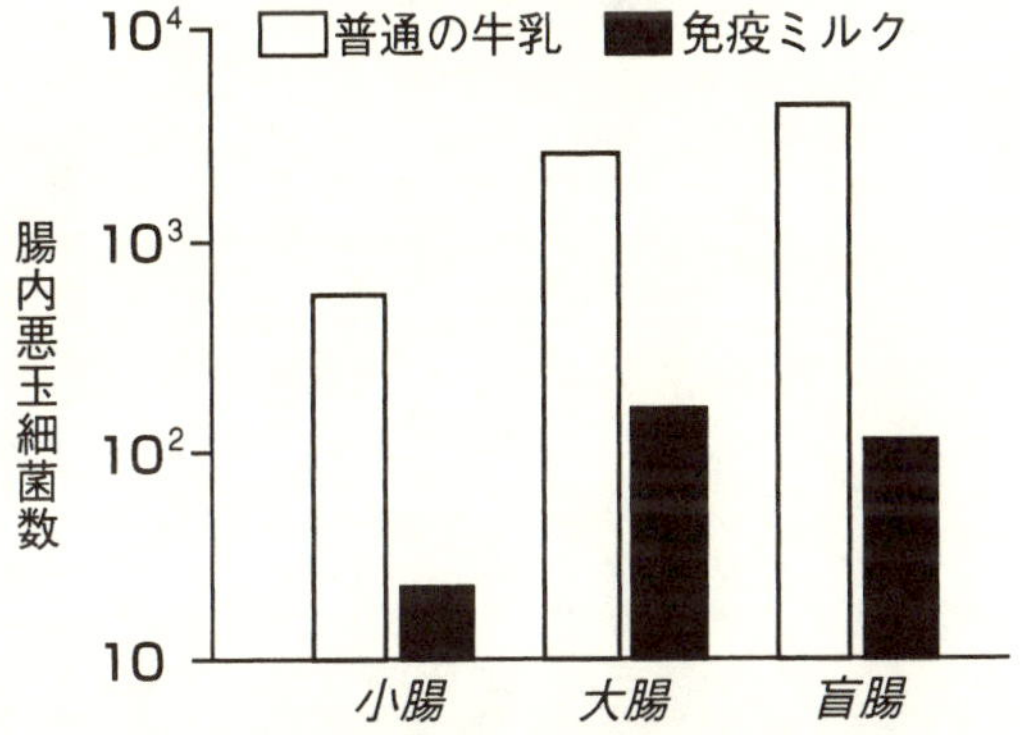

九州大学生体防御医学研究所でのデータ

免疫ミルクは悪玉細菌を激減させる

「わしは、免疫ミルクと出会ったとき、躊躇なくあの無菌マウスでの実験成果と重ね合わせた。あれと類似の効果が期待できるのではないか、とひらめいたんじゃ」

最初のやり方は、探りを入れるだけのつもりだったことから、科学的実験としてはかなり大雑把なものだったようである。

自己免疫疾患が加齢とともに起きやすいマウスなど、いろいろなタイプの人間の病気を想定した実験用マウスに、年をとるまで免疫ミルクを飲ませておくんじゃ。

それを観察し、定期的に免疫能力や疾病の出現の有無を調べる。

すると、普通なら加齢にしたがって低下するはずの免疫機能が落ちないんだ。自己免疫疾患が起きるはずの実験用マウスにも、なかなか起こってこない。

しかも、さっきもいったように、ほとんどのマウスの寿命が五〇パーセントも延びたんじゃね」

免疫ミルクを飲んだマウスたちの体内、特に腸管で何が起きているのか。

そこから、いよいよ、免疫ミルクに対する本格的研究が始まったのである。

「免疫ミルクを飲みつづけたマウスの大便を調べるとおもしろいことがわかったんじゃ。大便には普通、腸内の悪玉細菌がある一定量含まれているものなんじゃが、それが一〇分の一以下に激減していた。マウスを解剖して腸内を調べてみると、やはり各部位で悪玉細菌が激減しておったんじゃ」

135ページのグラフは、普通の牛乳を七日間飲ませた実験マウスと、免疫ミルクをおなじ日数飲ませた実験マウスの腸内悪玉細菌の数を比較したものである。

それぞれ腸の部位ごとに調べているが、いずれも免疫ミルクを与えたマウスの腸内悪玉細菌が大幅に減っている。

なぜ、腸内悪玉細菌の激減は起こるのか。

野本教授らの研究陣は、それをもたらすふたつの作用を明らかにした。

「免疫ミルクの主要な成分であるIgG抗体（免疫グロブリンG）が、腸内悪玉細菌やウイルスと反応を起こして、それらに取りついてしまうのです。

腸内悪玉細菌などは、もともとその表面にある受容体（アンテナのような反応分子）で腸管の壁に取りつき、体内の臓器に侵入しようと機会を狙っているのですが、IgG抗体はその前に受容体に取りつき、細菌の活性を失わせてしまうのです。

そのため、腸内悪玉細菌は腸の壁にくっつくことができず、やがて便とともに体の外へ排出されてしまうんじゃね。さらに、腸内細菌は活性が失われていなければ、腸内にいるあいだにもどんどん増殖するのだが、不活性化してしまってはそれもできない」

本来、腸内では分泌型IgA抗体がある程度こうしたはたらきをしていた。

しかし、IgG抗体にもそのはたらきがあることを、野本教授は証明したのである。

すでに紹介したようにIgG抗体のほかにも、免疫ミルクには多数の抗体が含まれており、それらの総合効果も大きいだろう。

こうして腸内悪玉細菌の数を減らすということは、無菌マウスの実験で出た結果に近づく、ひとつの方法であった。

現実に、以降の研究では、あの無菌マウス実験で見られた成果と重なりあう結果が続々と出てきたのである。

実験により加齢、ガン、自己免疫疾患への効果を証明

免疫ミルクが加齢による生体機能の弱体化を予防する

野本亀久雄教授の研究グループによる研究の骨子部分を、できるだけそのまま紹介しておきたい。そして、その末尾部分に野本教授自身に語っていただいた解説を付すので、専門的に知る必要のない方は、そちらだけをお読みいただければよい。

先に、通常マウスを対象にした実験で、七日間にわたって免疫ミルクを与えたあとの腸内悪玉細菌数が減少したことを紹介したが、野本教授はおなじ狙いの動物実験を実験用につくられた〝高齢マウス〟でも行なった。

二カ月齢の高齢マウスをふたつのグループに分け、ひとつのグループには免疫ミルクを与え、もう一グループには普通の牛乳を与えた。

飲用実験は八カ月間単位のものと、一八カ月飲用の二種類が行なわれた。

左の図がその結果である。

高齢(加齢)マウスにおける腸内悪玉細菌数の比較

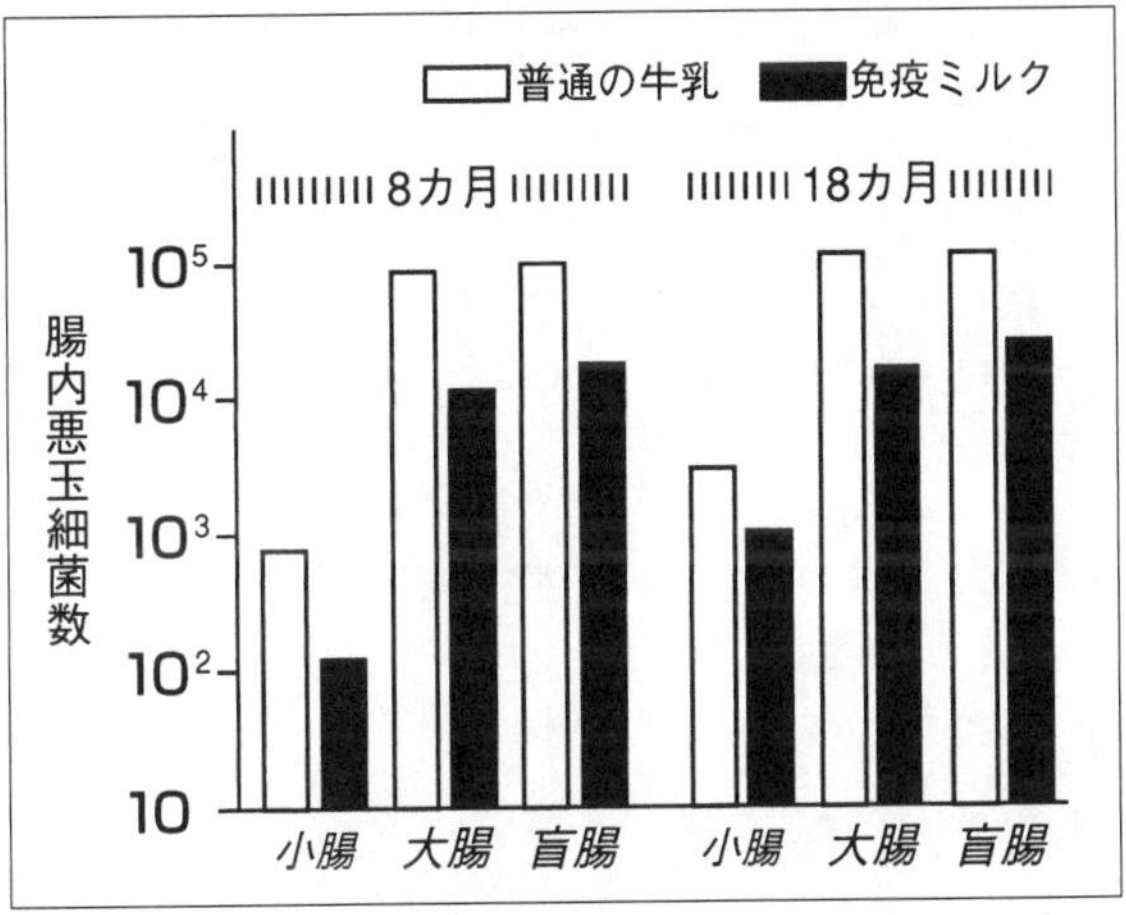

ひと目でわかるように、免疫ミルクを与えたマウス群では普通の牛乳を与えたマウスに比較して腸内悪玉細菌数が顕著に少なかった。この結果は、免疫ミルクに腸内悪玉細菌を抑制する強い力があることを示しているのである。

高齢（加齢）マウスに対する実験では、免疫ミルクを与えることによってリンパ球（T細胞など）にどんな変化が起こるかを観察する研究も行なわれた。こちらも医学的にくっきりとした好結果を得た。

免疫ミルク投与群では、腸管内の悪玉細菌数（大腸菌）の減少に呼応するように、血清中の腸管内細菌に対抗するための抗体が減少した。これは悪玉細菌が減った証拠である。

Tリンパ球関係では、加齢にともなって普通は胸腺内細胞（胸腺は免疫の主体であるT細胞を教育し、抗原に対抗する活性を高めるところ）が減少するのだが、免疫ミルクを飲ませた群ではその減弱が阻止された。

　また、腸間膜リンパ節のCD4陽性Tリンパ球数の減少や、Tリンパ球のマイトゲン反応、混合リンパ球反応の低下も加齢では起こってくるはずなのだが、免疫ミルクを与えたマウスではそれらの低下がきわめて微弱であった。さらに、普通の加齢にともなって血流中に出現してくる一本鎖DNA（遺伝子傷害の修復など、傷害された遺伝子構造の維持、変化、組み替えに必要なさまざまな機能をもつ）に対する自己抗体（自らの体＝この場合は一本鎖DNAを攻撃する抗体）の出現が、免疫ミルクの投与群では抑制された。老化とは、細胞レベルでの自己修復能力が低下すること、といってもいいのだが、免疫ミルクはその低下に関与する自己抗体の出現を阻止したのだ。これらの現象は、免疫ミルクが大腸菌の数と動きをコントロールすることによってもたらされたと考えられる。

　免疫ミルクは、体内でこうした現象を起こすことによって、結果的に加齢にともなう免疫能力の低下や生体調節機能の失調（自己抗体の出現など）を減弱し、生体防御機能を正常な状態へと復元させるのである。

「加齢（老化）それ自体は病気ではありません。しかし、ここまで見てきたように加齢とともに体のなかでは、多方面から生体維持調節機能の弱体化現象が起こってくる。

そして、それを放っておくと、あるレベルに達したときガンや自己免疫疾患や炎症、成人病が発生してくるんじゃ。人間でいえば、六十歳をすぎると誰でも、この傾向が加速度的になる。だから、その年齢に近づいたら、老化からくる病気が頭を擡《もた》げてくる前に、なんらかの方法で生体調節機能も含めた生体防御機能を正常化させておく心がけが必要じゃろう。

まさに復元じゃね。体のメンテナンスといってもいい。

これらの動物実験の結果は、免疫ミルクがそのために充分役立つことを証明しておる」

六十一歳になる野本亀久雄博士の周囲にもこのところ、生体機能の弱体化を防ぐために免疫ミルクを飲む人たちが増えつつあるという。

自己免疫疾患の発症を遅らせ、高い生存率を記録

「無菌マウスでは、自己免疫疾患の発症が抑制され遅延することを、若いころ動物実験で確認していてね。ですから、自己免疫病の発病にはなんらかのかたちで腸内細菌が関わりがあるのではないかと考えていた。

そこで、典型的な自己免疫モデルマウスをつくりまして、そいつで免疫ミルクの自己免疫疾患へのはたらきを調べてみることにしたのです。結果は、期待をはるかに上回るものでした」

生後八週間の若い自己免疫モデルマウス（生育とともにかならず自己免疫疾患が発病するようにつくられた実験用マウス）を二群に分け、一群には免疫ミルクを飲ませ、もう一群には普通の牛乳を飲ませた。そうしておいて、自己免疫疾患の発症につながる自己抗体の出現と、症状の発生を観察した。

すると、普通の牛乳を与えたマウス群では、四ヵ月から六ヵ月で一本鎖DNAに対する抗体が多数出現し、また、タンパク尿も現われてきた。自己免疫疾患では細胞核に存在するタンパク質が抗原となって作用し、抗体が産生されるのである。それは自己免疫疾患の発生を意味する。

ところが、免疫ミルクを与えたマウス群では、おなじ時期に自己抗体は低く、タンパク尿もまだ出なかった。もっとも、そのまま最後まで自己免疫疾患が発症しないというわけではなく、数ヵ月遅れで発症した。

「命のうんと短い実験用マウスで数ヵ月も発症が遅れる、というのはたいへんなことなんです。人間に置き換えてみると何年も発症が遅れるということとおなじなんじゃやからね」

そのほか、免疫ミルク投与群では、十ヵ月めになっても腸内細菌に対する血清抗体の出現が低いままに維持されていて、免疫ミルクのＩｇＧ抗体などが腸内悪玉細菌にくっついて体内への侵入を阻止していることを示していた。

自己免疫疾患モデルマウスの生存率

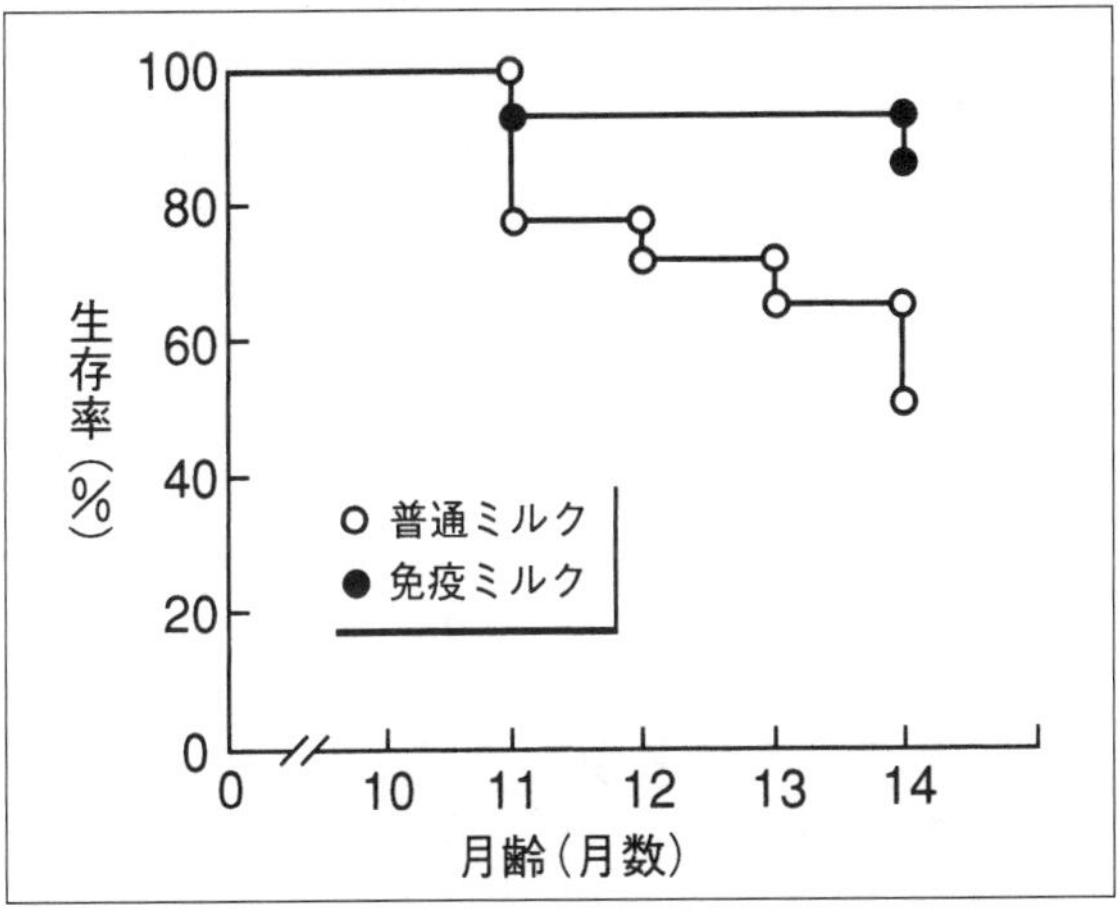

腸内細菌が臓器などに侵入すると、体の防御機構はそれらの細菌に対抗するため抗体をつくるのである。

そしてさらに、十一ヵ月めになって、免疫ミルクを与えた群と普通の牛乳を与えた群の、生存率の差異がはっきりとしはじめた。

上の図は、両群マウスの死亡のようすを示すものである。

普通の牛乳を与えたマウス群では、十一ヵ月めに入ると急に死亡するものが出はじめ、生存率は七六パーセント前後に達した。

しかし、おなじとき、免疫ミルク投与群では九十数パーセントの生存率を保っていた。しかもその後十四ヵ月めまで死ぬものはなかった。

ところが、普通の牛乳を与えた群では、十二ヵ月以後も死ぬマウスが毎月確実に増えていって生存率を下げ、十四ヵ月めでは生存率がついに五〇パーセントを下まわってしまったのである。

その段階で、免疫ミルク投与群の生存率はまだ八〇パーセントを超えていた、と野本教授はいう。

「免疫ミルクは、明らかに自己免疫疾患の発症を遅らせるとともに、生存率と生存期間を延長したんじゃ。

そのメカニズムはまだすべて明らかになったとはいえないけれども、少なくともつぎの二点はいえる。

腸内悪玉細菌がＩｇＧ抗体やＩｇＡ抗体にブロックされて、腸管から体内へ侵入することができなかったため、体内に自己免疫疾患の元凶になる過剰な抗体がつくられなかったことがひとつ。

そしてもうひとつは、免疫ミルクに含まれているリゾチームなどの抗炎症物質のはたらきで、リウマチなどの炎症がすかさず抑制され発症が遅延したということです。

このほか、これはアメリカでの研究で出てきているんですが、リウマチへの効果について、こんな報告がある。

リウマチでは、白血球の炎症部位への集合が起こるのですが、免疫ミルクに含まれている低分子物質がその集合を抑制するため、リウマチの改善や発症の遅延が起こるというのです。これについては、わし自身が追試して確認したわけではありませんから、まだそうだと断言はできないが、可能性は大いにある。

いずれ、その低分子物質が厳密に特定される日がくるでしょう」

抗ガン剤・放射線治療で傷つく免疫機能も免疫ミルクが修復

ガン治療での抗ガン剤とX線照射は、たしかにガン細胞への傷害効果を発揮するが、もういっぽうでは生体がガン細胞と闘うとき、もっとも大事な免疫機能をもズタズタに傷つけてしまう両刃の剣である。骨髄の造血系がダメージを受けるために、免疫系の中心である白血球が弱体化してしまうのだ。

白血球のひとつである好中球は、腸管でウイルスや腸内悪玉細菌を食べることで腸内細菌のバランスをとり、日和見感染の発症を防いでいる。

好中球がガン治療でダメージを受けると、日和見感染症が起きやすくなる。

「ガン患者の死亡原因のかなり大きな部分は、ガンそのものではないんです。

免疫機構が放射線や抗ガン剤でやられてしまうため、普段ならなんでもない弱病原性細菌が

X線照射により骨髄機能を弱め免疫力を低下させたマウスに対する実験

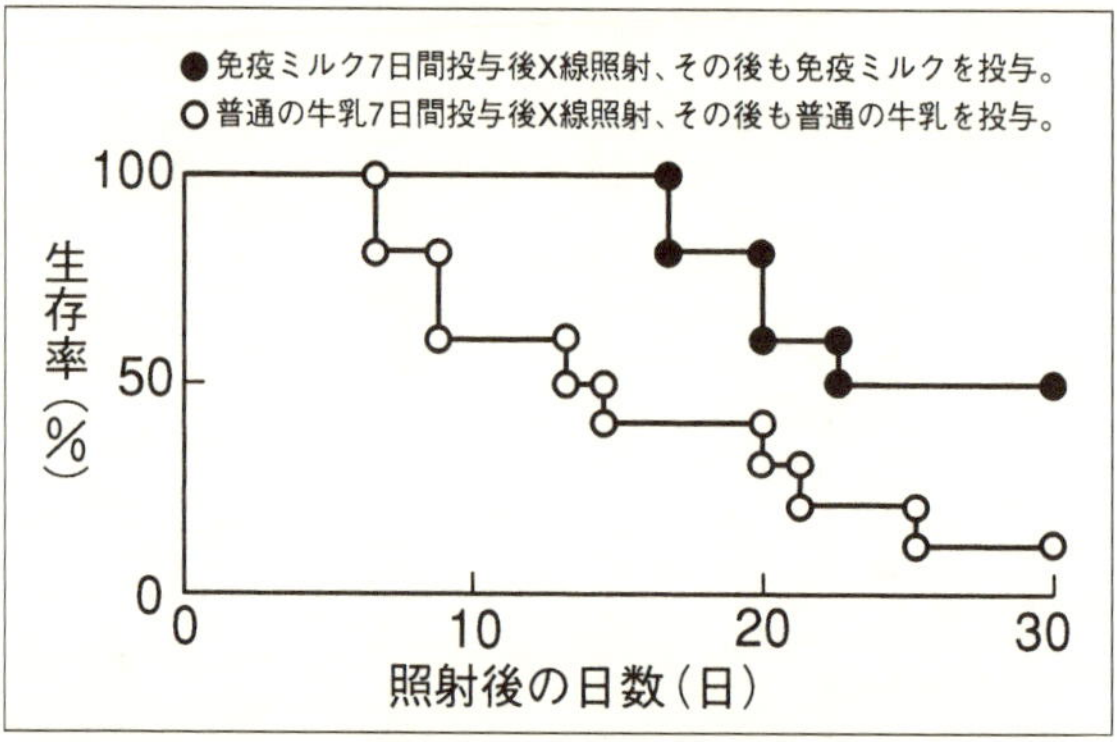

普通のミルクでは、生存率が20%となるが免疫ミルクを飲ませたマウスは50%となった。この30%の差は、学術的に大きな差だという

牙を剝いてきて、そいつによる日和見感染症で命を取られるんじゃ。

肺炎を誘発して亡くなる人なども多いよ。

免疫ミルクは、いろいろな方面から直接免疫能力を高めて、ガン患者の日和見感染による死を防ぐことが動物実験で明らかになりました」

野本教授の研究グループでは、もっとも強力な毒性をもつといわれる抗ガン剤を投与したマウスや、大量のX線の全身照射を行なったマウスに免疫ミルクを一日一回、継続的に与え、顕著な延命効果を得られることを確認したのであった。

この動物実験の詳細はつぎの章で、実際にガンのホスピスでの使用例なども含めて紹介する。

免疫ミルクのガン治療への応用は、ガン患者のQOL（生活の質）の向上をもたらすことから、医療現場からもかなり期待されている。

また、〃在宅ガン治療〃というガン医療の新しい流れがいま始まろうとしているが、免疫ミルクは免疫機能を積極的に支えることでそのシステムに貢献できるものとして注目されてもいるのである。

すでに、在宅ガン治療の武器として、現代医学でのガン治療とのコンビネーションで使いはじめたところもあるし、ガン病巣が消失したという会社経営者もいる。その事例もつぎの章で一部始終を公開したい。

タンパク尿の出現を遅らせ、腎炎の予防・改善効果も

免疫ミルクの飲用が、自己免疫モデル（人の紅斑性狼瘡のモデル）マウスのタンパク尿出現を遅らせることにより、腎炎の発症を有意に抑制する可能性があるという動物実験もある。

自己免疫疾患モデルマウスの群に、八週齢から免疫ミルクを与えた。一群には好きなだけ餌を食べさせた。そのいっぽうで、比較のために免疫能力が正常なマウスの群を設定し、免疫ミルクを与えた。こちらは摂取エネルギーを六〇パーセントに制限した。両群の実験にはそれぞれ対照群として普通のスキムミルクをおなじように与える群を組み合わせた。

四カ月齢から六カ月齢のとき、好きなだけ餌を食べた群のマウスのタンパク尿出現率は、免疫ミルクを与えたマウス群では、通常のスキムミルクを与えたマウス（コントロール群）より有意に遅れた。

左の図で見るように、スキムミルクを飲んだマウスでは、十カ月齢には五〇パーセントにタンパク尿が出現したが、免疫ミルクを飲んだ群のタンパク尿出現が五〇パーセントに達したのは十二カ月齢になってからであった。

両群ともタンパク尿は徐々に出現してくるのだが、最初に八パーセント近くに達する時期も、コントロール群（スキムミルク飲用）では六カ月齢であったのに対して、免疫ミルクを与えた群では九カ月齢で、この出現率の差は統計的にも非常に大きい。

寿命の非常に短い実験モデルマウスでのこの差は、人間に置き換えると明快な差異といえる。

なお、免疫能力正常マウスのエネルギー摂取量を六〇パーセントに制限した実験では、免疫ミルク、スキムミルク群ともに十四カ月齢になっても、タンパク尿は出なかった。

さらに生存率を見てみると、自己免疫モデルマウスでは、スキムミルク群が十一カ月齢めで二十数パーセントの死亡が出はじめ、十四カ月齢めには死亡率が五〇パーセントに達したのに対し、免疫ミルク群は十四カ月でもわずか十数パーセントしか死ななかった。

免疫ミルクを飲んだ自己免疫モデルマウスは、明らかに医学的有意に生存率が延長したので

マウスの重度タンパク尿の出現におよぼす免疫ミルクの効果

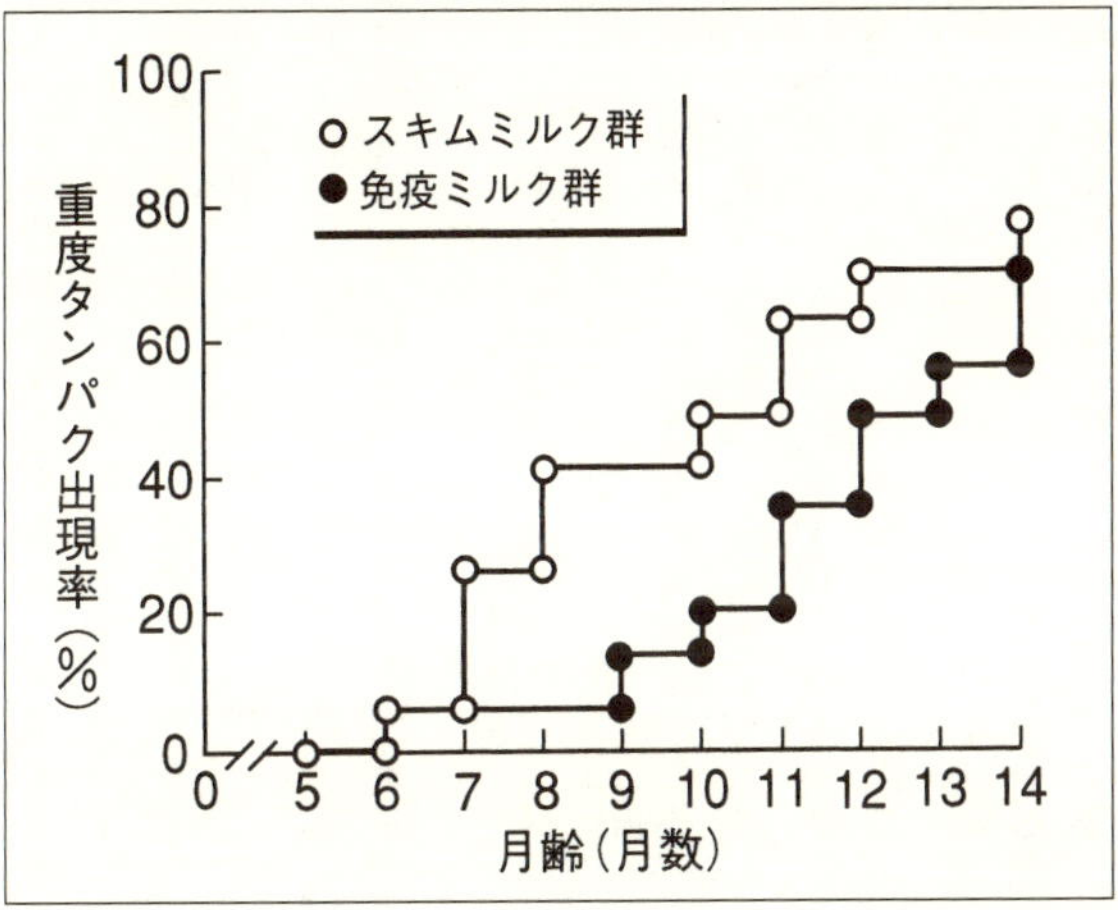

ある。その生存率の延長はタンパク尿の出現の遅れに起因するもの、と研究論文は因果関係を指摘している。

なお、免疫力正常マウスでエネルギー摂取量を六〇パーセントに制限したものでは、免疫ミルク群、スキムミルク群ともに十四カ月齢になっても死亡例は出なかったという。

この結果は、免疫ミルクの腎炎予防・改善への貢献を予感させる。

「アメリカや各国での試飲試験のデータを見ると、アレルギー性疾患や虫歯予防、コレステロール低下作用、血圧降下、アトピー性皮膚炎など、まだ多くの作用が出てきておる。

免疫ミルクに含まれる成分からみれば、そのようなはたらきがあって不思議はないだろう。

しかし医学的には、そうした作用がなぜ起きるのか、その作用機序を基礎的に解明してからでなければものをいうことができんわけでしてね。いまはまだ、わしらも含め多くの大学や研究機関がそれを解き明かそうと取り組んでいる途上なんじゃ。免疫ミルクはアメリカでその技術が完成してから四十年近くになるが、学問的にみれば四十年はそれほど長くない。

免疫ミルクは、牛乳に人間の医療的な意図を超免疫技術（ワクチンの新しい方法）によって反映させた新しい概念のデザイナーフードであるわけじゃ。新しい健康回復食品分野といってもいいかもしれん。

そういう新しい分野が、生化学的にも医学的にもすべて解明されるためには、四十年はけっして長くはないんじゃ。免疫ミルクは今後、もっといろいろな分野の研究者や実践者によって幅広く研究されていくことになるじゃろう。

それらの成果が出揃ったところで、人びとは初めて免疫ミルクの全貌を知り、その健康復元力が、複雑なストレス社会で何となくスカッとした健康感を得られにくい私たちにとっていかに価値あるものであるのかを知ることになる」

その真価を身をもって知っていながら、学究の徒であるがゆえにその段階だけでは語ることのできないもどかしさを秘めた野本亀久雄教授の口調。そこに、学者のプライドと良心を感じてうれしくなるのは、たぶん私だけではないだろう。

第4章　ガン医療の現場を支える免疫ミルク

日本癌学会も初乳のガン予防効果に注目

日本のガン治療に新しい流れ

日本癌学会は日本では毎年もっとも世間的な注目を集める学会であり、学会員も最多である。横浜市で開かれた一九九六年秋の日本癌学会で、津田洋幸・国立がんセンター研究所化学療法部長らによる〝お母さんの初乳と大腸ガン予防〟に関する研究の成果が発表され、参加者たちの注目を浴びた。

ガンは、一九八一年以来今日にいたるまで一貫して日本人の死亡原因の第一位を占めつづけている。日本人の一〇人中三人はガンで死亡するのである。

ガン克服のために、世界じゅうで優れた頭脳と莫大な研究費が投入されてきた。おかげでガンの治癒率はずいぶん向上してきた。

日本の国立がんセンターでの治癒率（五年生存率）は一九九三年段階で五五パーセントに達した。国立がんセンターが設立された三十年前は四〇パーセントだったから、一年に〇・五パーセントずつ治癒率が向上してきたことになる。

がんセンターに紹介されてくる患者は一般的にいえば、かなり進行していることが多いから、初期のガンを含めれば実際の治癒率はもう少し高くなるかもしれない。

しかし、いずれにせよガンという病気は種類が多様であり、病態も転移や再発など複雑で、いまのところはまだ、この方法ならかならず治るという決定的な治療法は確立されていない。

ガンの治療、闘病には、あらゆる角度からの方法を視野に入れておかなければならない、といわれるのはそのためである。

手術、化学療法（抗ガン剤）、放射線といった、いわゆるガン治療の三本柱のほか、漢方薬、アーユルベーダ、針灸、ゲルソン療法などの食事療法、精神神経免疫学に基づく精神療法（生きがい療法など）、丸山ワクチンなどのワクチン療法、気功、そのほか多くの民間療法と、その選択肢はけっして少なくない。

近年、臨床現場の医師らに注目され、治療の補助食品としてかなり広く使われはじめている〝機能性食品〟も、そうした選択肢のうちのひとつである。

〝免疫ミルク〟も広い意味でいえば、機能性食品ジャンルのなかのひとつといえる。

どういうガンの、どの病態レベルのとき、どの方法とどの方法を組み合わせればもっとも効果的であるのかを、必要なタイミングをはずさないように、医師らと相談して決定し、採用することが、ガンに克つ道である。

日本癌学会での発表も十数年前から幅が広くなり、プロポリスなどいわゆる薬ではない機能性食品や食品による癒しと、ガン予防に関する研究が非常に増えてきた。

そして、ガン細胞に挑む方法も、ガン細胞を力づくで叩き潰そうというものばかりではなく、患者の免疫力を活性化し体そのものが本来的に秘めている抗ガン力や自然治癒力によって、ガンを縮小させ、あるいは全身的なＱＯＬ（生活の質）を改善させたりして、ガン細胞が暴れださないように抑制し、ガンと共存していこうという方向も見直されてきている。

また、最新の動向としては、アポトーシスと呼ばれる細胞の自然死能力（健全な細胞には一定の時期がくると自然に死んで新しく生まれ変わるプログラムが組みこまれている。ガン細胞は、そのアポトーシスのプログラムがはたらかなくなり、いつまでも自死することなく増殖しつづけるようになったもの）を促してやる研究に熱い視線が注がれている。

つまり、流れとしては、人間の生体調節機能にもともと仕組まれていた生体維持、改善機能を生き生きとはたらかせてやることによって、ガンを追いつめ、克服していこうという方向に向かっているのである。予防もおなじだ。

そういう大きな流れをふまえたうえで、手術、抗ガン剤、放射線を鋭利な武器として使っていこうというのである。

画期的な研究報告――〝初乳によるガン予防〟

滔滔《とうとう》たるこうした時代の流れのなかで、〝初乳による大腸ガン予防〟の研究が登場し、癌学会の参加者に新鮮な驚きを与えたのだった。

母親の出す乳汁には、通常、一ミリリットル中に二ミリグラムほどの〝ラクトフェリン〟という抗菌性をもつ乳タンパク質が含まれている。ところが、赤ん坊が産まれた直後の初乳には、その五倍もの濃度のラクトフェリンが含まれているのである。

母親の初乳に含まれる高濃度のラクトフェリンに、大腸ガンを予防するはたらきがあることを、津田洋幸国立がんセンター研究所化学療法部長らの研究陣は、マウスを使った動物実験で明らかにしたのだ。発ガン物質を与えて大腸ガンを起こしやすくした八〇匹の実験マウスによって、その実験は行なわれた。

マウスは四〇匹ずつ二群に分けられ、一群には普通の餌を食べさせた。そして、もう一群の四〇匹には、牛乳から採集したラクトフェリンを二パーセント混ぜた餌を与えた。

すると、普通の餌を与えた群では、六〇パーセントのマウスに大腸ガンができた。しかし、ラクトフェリン入りの餌を与えた群では、一五パーセントにしか大腸ガンが発生しなかったのである。

ラクトフェリンには免疫機能を活性化するはたらきがあり、それがガンの発生を抑制するのではないか、と津田洋幸氏らは考えている。

ラクトフェリンは涙や唾液にも含まれていて、食事のときに噛む回数を多くすると唾液が体内に多く入るため、ガンを予防できるという西岡一同志社大学教授の有名な研究もあるくらいなのだ。西岡教授は、唾液でほとんどの発ガン物質が活性を失うことを発見したといわれるが、津田氏の研究はそれを思い起こさせて興味深い。

もともと体内にある物質であるため副作用が少なく、臨床応用もしやすいことから、津田氏らは今後、大腸ガン以外のガンへの予防効果の解明にも力を注ぎ、最終的にはガン予防薬として使う方向を模索していこうということのようだ。

いっぽう、免疫ミルクは薬ではないが、超免疫技術によって普通の初乳の一〇〇倍から一〇〇〇倍もの抗炎症物質や抗菌物質、抗高血圧物質、抗コレステロール物質など、自然のままの状態よりはるかに高濃度の生理活性物質が含まれている。

免疫ミルクのそうした高単位化により、アメリカの試験調査が開始された当初からすでに、ガンの症状が改善したり、縮小したりといった現象がつぎつぎと現われてきていたのである。

抗ガン剤・放射線照射から患者を守る免疫ミルク

九州大学・生体防御医学研究所による動物実験

免疫ミルクはガン治療の際、どの程度患者の延命に貢献できるのか。

九州大学・生体防御医学研究所の免疫ミルク研究では、すでに八年前、基礎的解明の照準のひとつがそこに絞られた。免疫学の牙城ともいうべき研究所が取り組むのであるから、免疫力が治癒への根幹を支えるガン治療に着目するのは当然である。

生体防御機構が弱体化する原因の最たるものが、加齢ならびに、ガン疾患とガン治療の抗ガン剤や放射線照射であることはよく知られている。

「ガン患者の直接の死因の四〇パーセントはガンそのものによるものではなく、日和見感染症による死亡なのです。日和見感染でも特に肺炎が多い。

ガン治療時には、ガンそのものが放出するトキソホルモンなどのガン毒素や悪液物質による免疫能低下と、ガン治療そのものによる免疫力へのダメージのダブルパンチで、患者の免疫能力は立ち直りの機会をなかなか見出せんのじゃ。そこを弱毒性病原菌につけこまれるんじゃね。

こういうとき現代医学では、抗生物質で病原菌を叩くのだが、抗生物質は悪玉細菌の増殖を抑制するはたらきをしている腸内善玉細菌まで殺してしまう。そのため、患者の状況はさらに悪化する。ガンでも中期以上に進行している場合、もうほとんど自分の免疫力ではガン細胞と戦いきれない状態になっていて、ガン細胞と弱病原性細菌の両方から攻めこまれるばかりと考えていい。つまり、ガンと戦おうというときには、なんらかの方法で自らの免疫機能を賦活してやることが不可欠なんじゃ」

その手助けの役割を免疫ミルクが果たせるのではないか、と野本亀久雄教授は考えた。

「それを、わしはもっとも過酷な条件下の動物実験によって調べてみることにした——」

免疫機能を低下させる過酷な条件として野本教授が選んだのは、致死量に迫る強い放射線の全身照射と、毒性が特に強いことで知られる抗ガン剤5-FUの大量投与であった。

放射線障害を防いで、生存率に大きな差が

《実験・免疫ミルクを投与したマウスに大量の放射線を照射》

放射線を照射する七日前から、一群（一二匹）の実験マウスに免疫ミルク（一日一回、一キロ

8Gyの放射線照射後のマウス生存率の比較

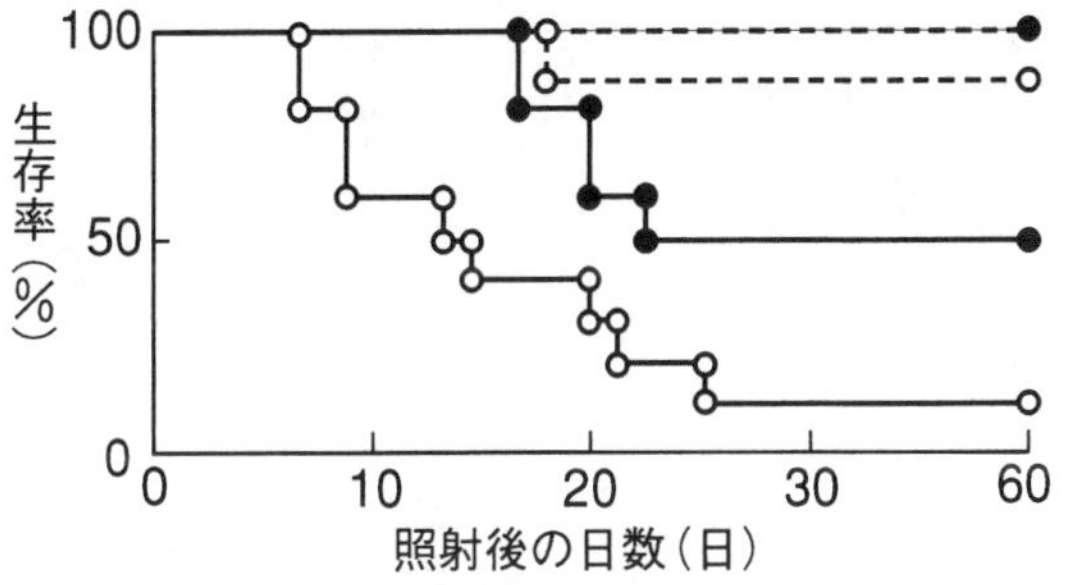

● 免疫ミルク7日間投与後X線照射、その後、免疫ミルクを投与。
○ 普通の牛乳7日間投与後X線照射、その後、普通の牛乳を投与。
この結果、免疫ミルクを飲んだマウスの生存率が高かった。

グラムあたり一五〇グラム量）を経口投与した。

対象のためのもう一群（コントロール群）には、通常のスキムミルクをおなじように与える。

こうしておいて、両群のマウスに8Gyという大量の放射線を照射したのである。

その結果、コントロール群（通常ミルク飲用）のマウスは、二十五日以内に一二匹中一一匹が死亡した。

しかし、免疫ミルクを与えた群では、一二匹中六匹が六十日後も生存しつづけたのである。

放射線照射後三十一日までの生存日数の平均値をとってみると、コントロール群では十六・八日であるのに対して、免疫ミルクを飲んだ群では二十四・八日と大きな差が現われた。

この差は統計学的にみて、明らかに有意な差である。上の図を見ていただければわかりやすいだろう。

なお、159ページの図の上方の点線は、少し弱めの放射線6Gyを照射しておなじように（マウスの数は一群一〇匹で）行なった動物実験の結果である。コントロール群（普通のスキムミルク飲用）のマウスは一七、八日めに一〇匹中二匹が死亡した。残りは六十日後も生きつづけた。

いっぽう、免疫ミルクを与えた群では、六十日後も全匹が生き残ったのである。

「どちらの結果も、免疫ミルクが放射線障害による免疫能力の低下を防いで、生存率を劇的に高めることをはっきりと証明しておる。

両群マウスの体内の細菌数の変動を調べてみて、その差異の出る理由がよくわかった。

七日間免疫ミルクを飲ませたあと、放射線照射直前に調べた免疫ミルク群の腸内の細菌数は全体として、コントロール群のそれより明らかに少なくなっておった。

そして、放射線照射十三日後に、体内臓器の細菌数を調べてみた。

両群とも、肝臓、肺、腎臓でほとんど大腸菌を主体とした悪玉細菌が検出されたのだが、その細菌数には大きな差があった。免疫ミルクを飲んだ群では、コントロール群より明らかに侵入細菌数が少なかったんじゃ。つまり、大腸菌など悪玉細菌がどれだけ体内臓器に侵入したかによって生存と死亡の条件が大きく分かれたんじゃね。

免疫ミルクに含まれる抗体成分、特にＩｇＧ抗体が悪玉細菌の侵入を防いだのです。また、

放射線照射直前の腸内悪玉細菌数の比較

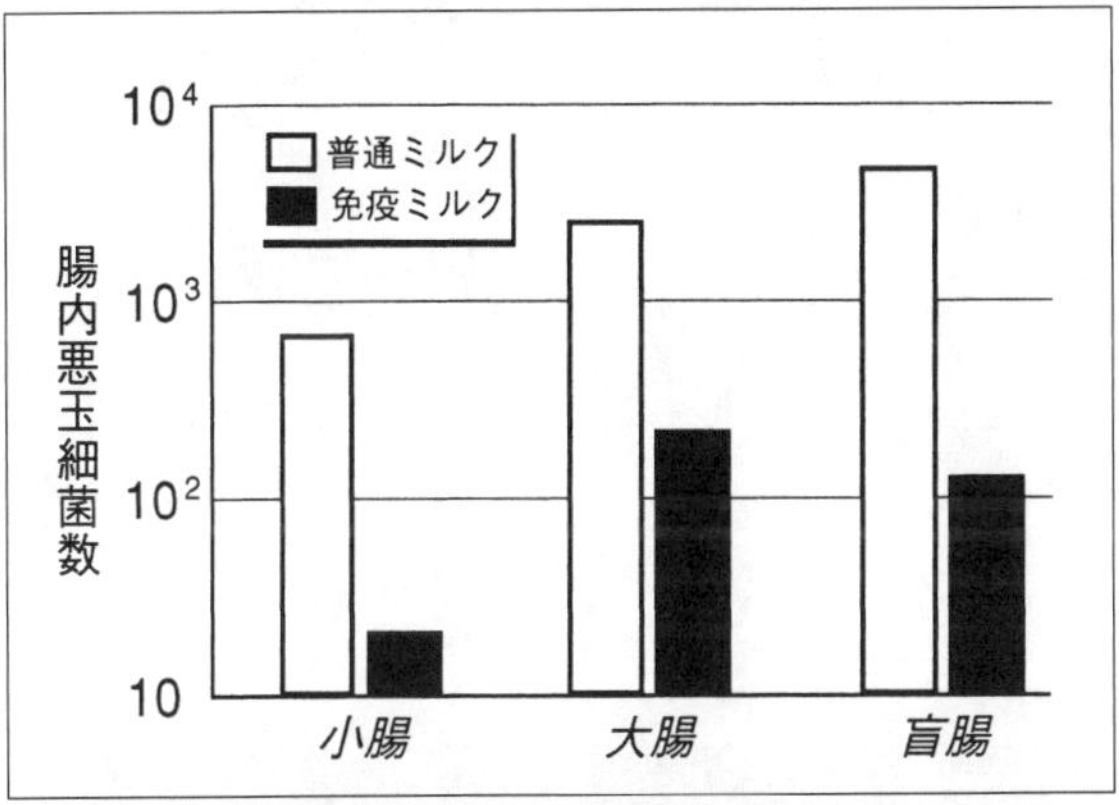

普通ミルクおよび免疫ミルクをそれぞれ7日間マウスに飲用させた結果、免疫ミルクを与えたマウスの腸内悪玉細菌の減少が観察された

放射線照射13日後の臓器内に侵入した腸内悪玉細菌数の比較

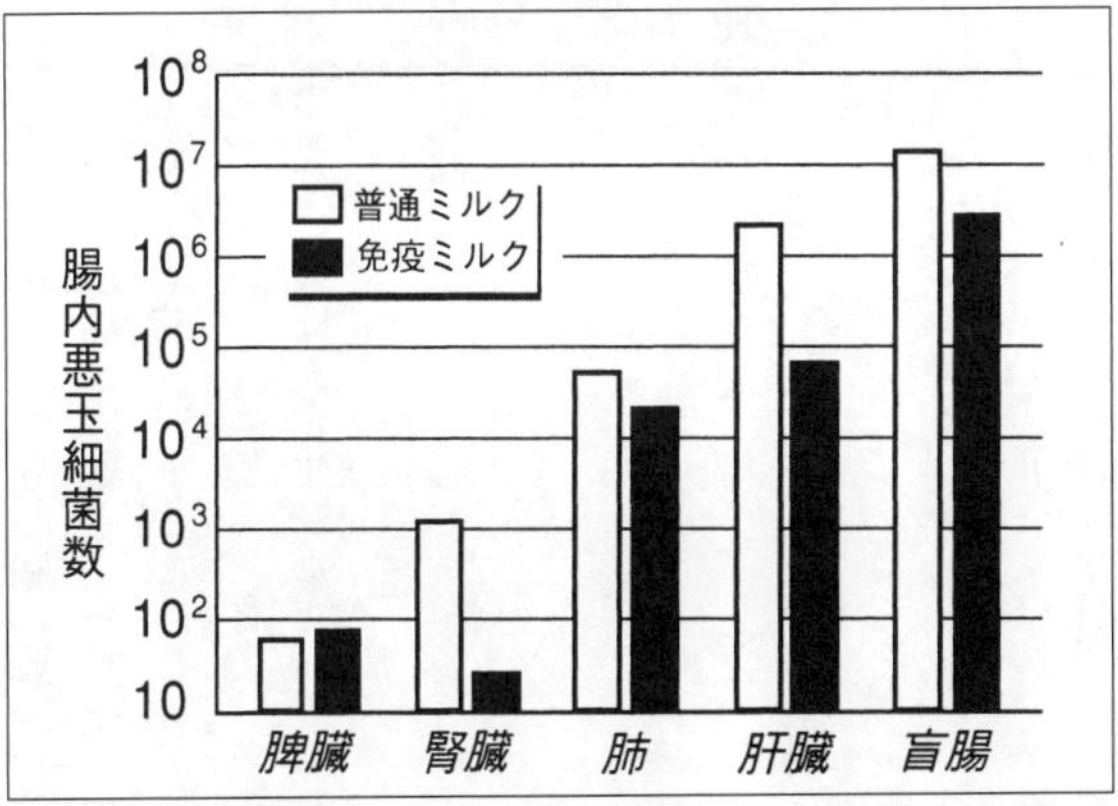

免疫ミルクは普通ミルクに比べ、腎臓、肝臓、盲腸における腸内悪玉細菌数の減少に効果があることがわかった

腸管をくぐりぬけて体内に侵入した悪玉細菌に対しては、IgG抗体が大食細胞と悪玉細菌をくっつける接着剤の役目をして、大食細胞の食菌作用を高め悪玉細菌を破壊させた。その結果、悪玉細菌による日和見感染やダメージを阻止できて、生存率が飛躍的に向上したんじゃ。

もちろん、抗体だけのはたらきではなく、抗炎症物質などの生体防御物質や、体の免疫能力そのものを賦活するという免疫ミルクの総合力が、このような延命効果を生むんだろうがね」

抗ガン剤の副作用を緩和、驚くべき健康復元力を発揮

《実験・免疫ミルクを投与したマウスに致死量の抗ガン剤を投与》

抗ガン剤に毒性があることは誰でも知っている。それでもガン細胞を叩き潰すためには体がある程度のダメージを受けるのも覚悟のうえで治療に使うのである。

免疫能力の低下とQOL（生活の質）の低下が主なダメージで、そのために日和見感染を招き寄せる、ということでは放射線療法の場合と大差ない。免疫ミルクはそこのところでも阻止効果をあげ、延命率を高めることを、野本教授は動物実験で証明している。

毒性の強い抗ガン剤5－FUを、実験マウスに体重一キログラムあたり四〇〇ミリグラム投与した。致死量である。5－FU投与前から普通の餌を与えたマウスの群は二十日以内にすべ

て死亡した。５－ＦＵ投与の七日後から、腸のなかの大腸菌が肝臓、脾臓、腹腔内に侵入し、日和見感染症を起こして死んだのである。

ところが、５－ＦＵ投与の七日前から免疫ミルクを一日一回飲料水に混ぜて与え、また５－ＦＵ投与後もそれをつづけた実験マウス群では、四〇パーセントが生存し、それらはやがて健康な状態へと回復していったのである。そのときマウスの体内では、放射線照射マウス試験での免疫ミルクの効果とおなじことが起きていたのだった。

「抗ガン剤治療と放射線治療の宿命ともいえる副作用を、免疫ミルクは緩和し、明らかに医学的にも有意に延命率を向上させる。また、マクロファージを活性化させ貪食作用をレベルアップさせる、ということは広い意味では免疫力の向上ととらえることもできるわけで、その面からも免疫ミルクはガン治療の際、補助食品として大いに活用できると思う。ＱＯＬの向上にもつながることであるし……」

ガンとの関連では、これから研究が進むにつれて、有効性がもっといろいろ明らかになってくるだろう――と野本教授は語る。

そして、臨床医の側からも、ガン治療の際、現実にどういう使い方をすれば免疫ミルクのもつよさを有効に活用できるのかが明らかにされていくに違いない、という。その動きは、野本亀久雄教授の示唆によって、すでに数年前から全国各地の病院で始まっているのである。

ホスピスで末期ガン患者を支える免疫ミルクの癒し

ガン治療の補助食品として、病院が免疫ミルクを導入

札幌市・東札幌病院で、希望するガン患者に免疫ミルクを飲んでもらうようになったのは、一九九五年四月からであった。

東札幌病院は日本でも早くから名の知られたホスピスで、その緩和ケアはとてもレベルが高い。当然のことながら末期ガン患者も少なくないが、この病院は緩和ケア病棟だけではなく外来で広範な疾病の患者を診ており、いつも患者で活気に溢れている。

石谷邦彦院長は野本亀久雄九州大学生体防御医学研究所教授を中心とする〝日々黎明塾〟の会員でもあることから、免疫ミルクの存在については、かなり早くから知っていた。

「野本先生の基礎研究のデータが出揃ってくるにつれて、これはガン治療のときの補助食品として使うことができるのではないかと……。

野本先生にも別の意味で、使ってみるように勧められまして……在宅ガン医療の有力な武器

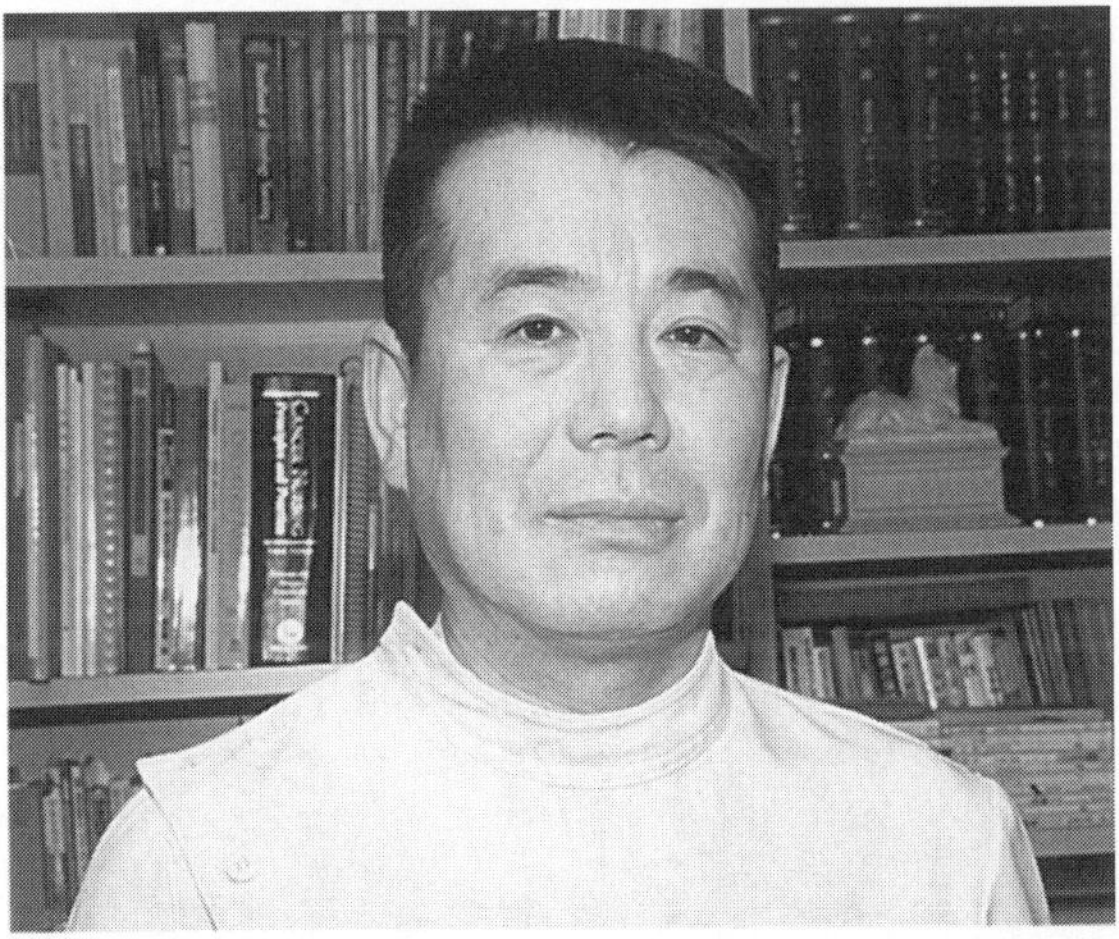

免疫ミルクをガン治療の補助手段に取り入れた東札幌病院の石谷邦彦院長

になるのではないかということで……それはそれとしまして、まずは、うちのスタッフなども九州大学へ行って免疫ミルクについて野本先生の教えを受けることから始めたのです」

石谷院長をはじめ副看護部長など病院の主要スタッフが、野本教授のレクチャーを受け充分に免疫ミルクを把握してから、使用に踏みきったのだった。そこらへんの健康食品や機能性食品を、なんとなくよさそうだから使ってみようという取り組み方ではなく、医者や医療機関が医療の補助手段としてこういうものを導入してみようというときの、ひとつの理想的なやり方といっていい。

「最初、こういうものがありますけれど、と患者さんにご説明して、ご希望の方一五人にお飲みいただくことになったんです。ガン治療にどのように役立てられるか、試験的に飲んでいただくのですから免疫ミルクは提供していただきまして無料でさしあげたのですが……。

お飲みになった皆さん、たいへんお喜びになりました」

免疫ミルクについては担当者として、直接患者さんに飲み方の指導をし、また患者さんとともにより有効な使い方を模索した濱口恵子副看護部長は、初めてのころへ想いを馳せるように語る。

末期ガンとたたかうとき、免疫ミルクはひとつの武器になる

「免疫ミルクを飲みたいとご希望された方々の多くは進行ガンまたは終末期の患者さんで、体力的にも衰えが激しくて、もう薬は服みたくないという方がほとんどでしたから……。

免疫ミルクを飲んだからといって、ガンそのものが縮小するとか治るとかいうことはなかったのですが、とにかく飲んでいるうちに皆さん体調がとてもよくなっていったのです。

免疫ミルクを飲みだしてまず目立ったのは、腸がグルグル動いて便通がとてもよくなったという方が多かったことです。ガンは病巣のある部分の病気というより一種の全身疾患といっていい側面があります。

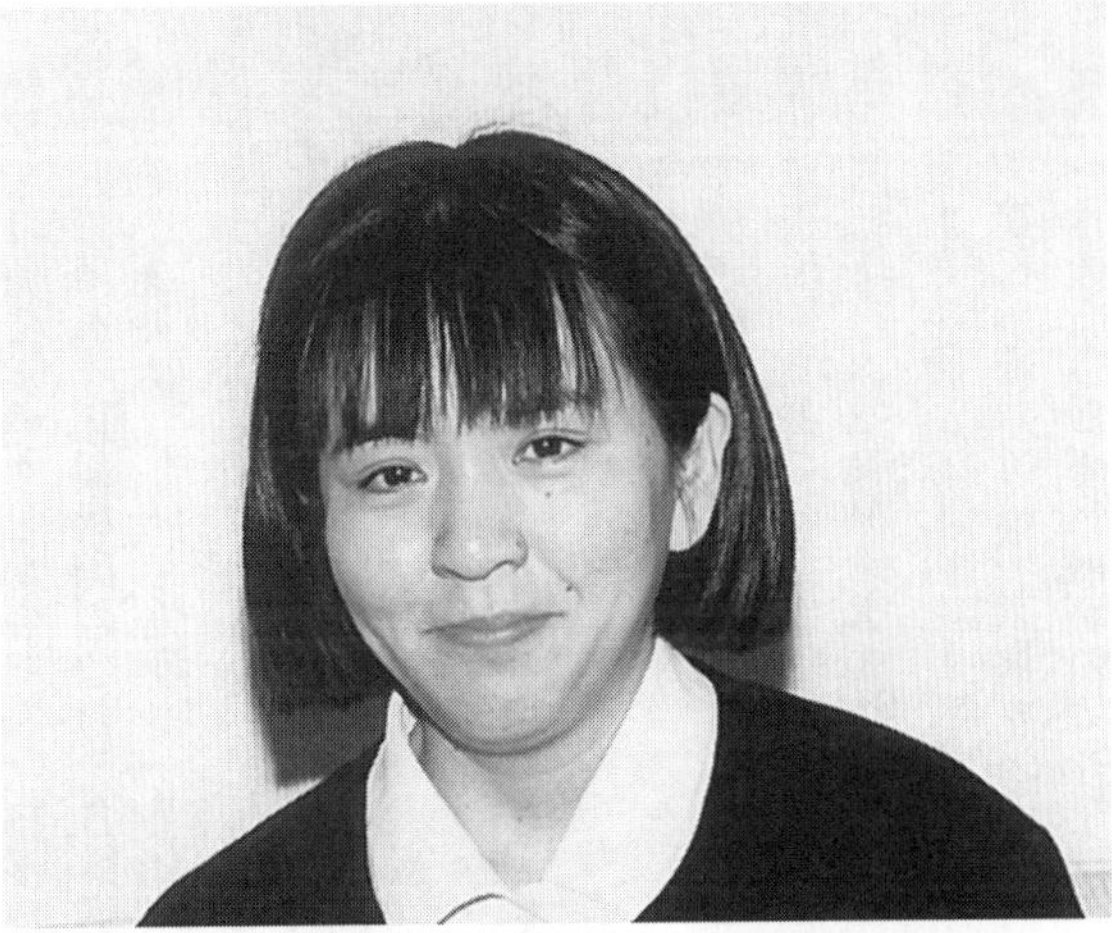

看護の現場で免疫ミルクの可能性をさぐる濱口恵子副看護部長

特に、終末期になると、全身あちこちに不調や不定愁訴が出てきまして、医学的にはQOL（生活の質）の低下といいますが日々の生活にも支障をきたすようになります。

生きる基本は食べることと排泄ですが、そこがうまくいかなくなる方が多くて、下剤をよく使うんです。免疫ミルクを飲みはじめたら下剤を毎日服まなくてよくなった人もいました。

そういう基本的な部分が整えられてくると、しばらくして体全体にいろいろといい現象が現われてきて……」

血の気のなかった頬に赤味がさしてきて、顔色がよくなるケースが多かったという。見舞いに訪れた人に『血色がよく生き生きとしていて、あなた、どこが病気かわからない』といわれたとうれしそうに報告する患者さんもいた。

病院では免疫ミルクを飲んだ人たちへのアンケート調査も行なっているが、それによると、便通改善のほか、睡眠状態の改善や食欲増進、活力が湧いてきたと書いている人が多い。そしてほとんどの人は、今後も免疫ミルクを飲みつづけたいとしている。もっとも、なかには特に変化があったとは思えずガス（オナラ）が頻繁に出るようになったので途中で飲むのをやめた、というケースもあった。乳糖不耐症で下痢がひどくなり中断した人もある。

「ホスピスケアの現場では、医学的には残念ながらもう治療の手立てが尽きてしまったガン患者さんも少なくありません。でも、そういうときでも、免疫ミルクは患者さんが最期までガンと向き合っていくための武器になるんです。

もう抗ガン剤もダメ、放射線でも効果なしとなっても、まだ、自ら飲みながら免疫力を高め病に立ち向かう手段がある。免疫ミルクが、患者さんの心と体の支えとなってくれる。

ガンで終末期まで追いこまれた患者さんには病院の治療のほかに何かひと筋の希望を託す民間療法や機能性食品などをもっていて、それを心と体の支えにしていらっしゃる方もいます。

医学的にはその効果が確認されていなくても、少なくとも明らかに害になるものでないかぎりは、私たちもそれを大切にしてさしあげたいと思っているんです。支えになる手段もすがるものも何ひとつなしでは、末期ガンの患者さんは生きていく気力を保つことが難しいんです。

そういう人たちと毎日向かい合わなければならない私たちにとって、医学的にもある程度は免疫能力を高め、しかも食品であり、自然物でもある〝ミルク〟はたいへんありがたいのです。九州大学で野本教授に免疫ミルクのご研究成果をお教えいただいたとき、天然のミルクでしかもそこに免疫力を高めるという人間の叡智が加わっていて、基礎医学的な裏づけがきちんとできている、そういうものがあるなんて、なんてすてきなんだろうと思いました。それと、免疫ミルクは本来ミルクなんですから、良質のタンパク質補給になりますしね」

命が剝き出しになるホスピスで毎日そういう患者と向き合わねばならない濱口さんの言葉には、理屈を超えた重みがあった。

薬でなくても、患者さんにとっていちばんよいものを

東札幌病院では、免疫ミルクは看護婦が担当する分野、つまりケアの武器として位置づけている。免疫ミルクの使用については、医師は関与せず、看護婦さんに任されている。

石谷邦彦病院長は、その理由をつぎのようにいう。

「生存期間がおなじ患者さんなら、免疫ミルクを飲んだ方のほうが明らかにQOL（生活の質=苦痛の少なさ、元気さ、食欲、排泄、睡眠などの質）の面で快適性が増しますから、ホスピスケアには有効です。医者の立場からも、使う価値のあるものだと考えています。うちの病院で

は、今後も希望される患者さんにはぜひ飲んでいただきたいと思っています。そうでありながら、飲んでいただくかどうかまでを含めて、なぜ免疫ミルクを看護部門に任せているかといいますと、これが薬ではないからです。

薬は、きちっとしたプロトコール（臨床試験の実施プログラム）にのっとった比較対象試験を行なって、効果の測定を厳密に行ないます。服んだものと服まないものの比較ですね。

免疫ミルクは、まだそういう薬品的な臨床試験は行なわれていません。それは、純粋な薬効成分からなる薬と異なり、複雑な成分の複合体である〝食品〟であるからともいえます。食品の体への反応は、飲んだり食べたりする人の体質や病態などによって、個人差があります。食品の生体に対する効果は、それだけ複雑で奥行きが深いともいえるわけです。

だからこそ、ときには、いまの医学では説明のつかないような改善効果を見せられて、こっちも驚かされるんです。しかし、そういう効果というのは、論理でスパッと割りきれるわけではないので……Aさんにこういう効果があったからBさんにも、というようにはいいきれない部分が残るのです」

ひと言でいえば、全身的レベルでの生体防御力活性化にはたしかな効果を発揮するが、薬品的な臨床試験には馴染みにくい――ということになるだろう。これは、免疫ミルクにかぎらず、多くの機能性食品も含めて食品すべてについていえることである。

そして、それは薬にくらべて食品が、健康を守る力が劣っているということでは決してない。薬には、狙いを絞りこんだ一点に鋭利に効かせることのできるよさがあり、食品には全身的な生体調節機能を調整してバランスをとりながら、体が本来もっている生命力を賦活するはたらきがある。それぞれの優れた特性を、医師の医学的見地からと、看護婦のケア（介護）するという立場から、その患者にもっとも適切に組み合わせるということこそベストだろう。

東札幌病院では、システム上でもそのことを明確に分担しており、医療機関が機能性食品を使う際のあり方のひとつの理想的なかたちを示してくれているともいえる。

「ナースの立場ではすすめられるが、医師の立場からは薬のようにこれがいいといえない部分があるということです。しかし、むろん、患者さんに免疫ミルクをおすすめすべきかどうかは、濱口さんらナース側と話し合いのうえで方針を決めていますから、治療上の意志統一はとれているわけで問題はありません。薬でなくても、患者さんにとってよければそれでいい、というのが私たちの基本的な考え方なのです。

ガン終末期の医療というものは、ガンの帰結はどうなるにしても、そこへいくまで少しでも苦痛が少なく、快適な日々を患者さんに送っていただけるようにしてさしあげるということが目的のひとつにもなっているわけですし……。

免疫ミルクはそこのところで、充分役に立つのです」

闘病意欲が末期ガンの患者の延命につながる

抗ガン剤と免疫ミルクでガンをコントロール

東札幌病院で最初に免疫ミルクを飲んだ一五人の入院患者のなかには、体力と気力が湧きあがり、自らが経営する保育園へ週に三、四日間病院から出勤しはじめた六十歳になる女性園長もいた。

山藤昭子さん（仮名・札幌市）は一九九五年十月に市内の病院で胃の開腹手術をしたが、重い進行性胃ガンで、すでに腹膜にも転移していて、そのまますぐ閉じられた。

残された人生は三ヵ月、長くても六ヵ月といわれ、東札幌病院に転院してきた。

死への恐怖と、なぜ自分が、という思いから絶望的になり、ひどい落ちこみようだった。

しかし、石谷邦彦院長のひと言で、山藤さんは生きる姿勢を少しずつ立て直していった。

「山藤さん、この病気で大切なのはね、体力と気力だよ」という言葉だった。

その直後から山藤さんは周囲の人たちに「院長のその言葉が、なぜかストンと心に落ち、肩の力が抜けていくのを感じた」と語っている。

そして「気力、体力なら自分の努力でなんとかできると思う。いまはまだ、死ぬことばかりを考えるべきじゃない」として、免疫ミルクを飲み、食事や体を動かすことに積極的に取り組んだ。

真言宗大谷派の寺の住職の子として生まれた山藤さんは、医師の許可を得、姉たちに連れられて本山である京都の東本願寺へ報恩講参りにいき、自分が大きな慈悲に生かされていることを納得する。生きている、生かされていることそのものが、ありがたい、と心に透明感を得て、死へのこだわりから解き放たれていったのである。

その年の十二月下旬になって、山藤さんは職場復帰した。戻ってきた園長先生を、子供たちは保育園の玄関で折り紙でつくった花吹雪で迎えてくれたという。

その日以来、山藤さんは週に三、四日、病院から保育園に出勤しつづけた。もちろん、山藤さんの体内にはガンが前とおなじように居座ったままだったが、月一回の弱めの抗ガン剤投与と免疫ミルクで、うまくコントロールされていて、苦痛はあまりなかった。

山藤さんの気力は年を越してからも、いよいよ充実していって、保育園への通勤以外にも外出する回数がどんどん増えていった。

保育園職員の結婚式、友人との花見（札幌では五月十日ごろが桜の満開）、保育園関係者たちとの釧路への研修旅行、そして、親類が開いてくれた自らの還暦祝いの会へと、生きている日々を愉しんだ。病室では、人形づくりにうちこみ、患者仲間との週二回のお茶会にも外での所用がないかぎり参加して談笑に興じた。

「入院して七ヵ月近くなる七月初めの検査でも、山藤さんのガンはまったく悪化していませんでした。縮小はしていませんでしたが、来院したときのままだったのです。

死の恐怖をくぐり抜け、死を受け入れる精神状態に達し、そしてそこから、生かされているかぎりは毎日を大切にし、充実して生きようというある種透徹した精神力から生まれてくる肉体の免疫力と、その免疫力を潰してしまわない程度の弱い抗ガン剤と、さらにQOLを全身的に改善し、日和見感染の危険から身を守ってくれる免疫ミルク——この三つの相乗効果で、山藤さんの病状の悪化は阻止されたのでしょう」

石谷邦彦院長はそう語り、特に山藤さんの肩の力を抜いた自然体の闘病意欲が、延命につながったのではないかという。

〝闘病精神〟を免疫ミルクに支えられて

それはホスピスで長くガン患者を診てくるなかで、石谷院長が〝延命の条件〟としてはっき

患者の精神状態と生存率の関係グラフ

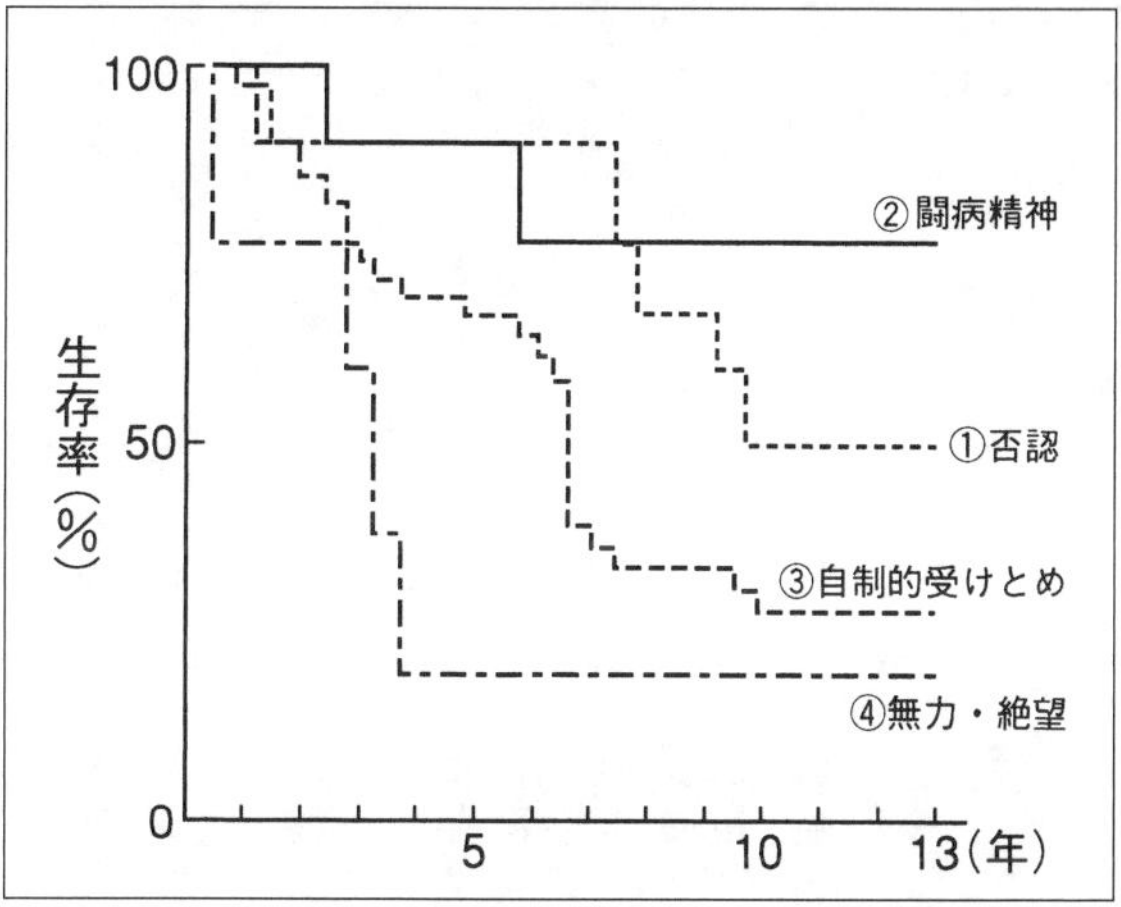

り見えてきた事実であった。

「精神状態のあり方と延命の関係については、欧米では早くから医学的に研究されてきています。グラフを見てください」

石谷院長は一枚のグラフを示した。

乳ガン患者の精神状態と手術後の生存年数との関係をグラフ化したものである。欧米での研究だ。

「グラフ中①の否認は〝自分はガンではない〟と思っている患者です。②の闘病精神は〝ガンに勝とう、克服してやろう〟と思っている患者、③の自制的受け止めは〝ガンになってしまったんだから仕方ない〟と受け止めている患者、④の無力、絶望は〝もう自分はダメだ〟と思っている患者です。

グラフは縦軸が生存率、横軸が手術後の生存年数です。

ひと目でわかるように、②の闘病精神のある患者の生存率がきわだって高くなっています。この研究グラフでは、闘病精神のある人の十年後の生存率は八割ですから、一〇人いればそのうち八人は十年以上生きたということを示しているのです。

それについで、①の否認が五割の生存率、③の自制受け止めは約三割生存、そして④の無力、絶望となると二割しか生きられない。

この研究でみるように、精神状態と生存率のあいだには明らかに相関関係があります。

終末期患者の多いホスピスでは、生存率ではこのグラフのようには高くなりませんが、しかし、生存期間の延長、つまり延命効果ということでは、やはりおなじような順位が現われてきます。山藤さんの延命も、そのことを教えてくれました。

ホスピスでは延命だけではなく、生きているあいだの生活の質にも、この四つの精神タイプによって差異が出てきます。やはり、闘病精神の強い人のほうが、快適な入院生活を送られるんです。

心の動きでなぜこういう差異が起きてくるのかについては、精神神経、内分泌、免疫学など多方面からのアプローチで解明が進んでいる最中ですが、病と真っ正面から向き合おうという闘病精神が免疫力を賦活するというのが、いまのところ見えてきつつある核心のようです。

毎日、患者さんと接するなかで私たちが実感していることと、それは一致します。

ホスピスは終末期ガンで、医学的にはもう何も打つ手がないという患者さんもいるんですが、そういう場合でも、まだ免疫ミルクがある――と患者さんの闘病精神を免疫ミルクで支えてあげることができるのです。

しかも、飲めば現実に何かしらＱＯＬの改善を実感される患者さんは多いわけですし、患者さんに〝まだ闘える〟と勇気を奮い起たせていただく効用はあるのです。

ホスピスという相当にシビアな医療現場には、免疫ミルクのような、薬とはまたひと味違う武器が使えることがありがたいですね」

山藤さんはその後も気力充実で保育園経営にあたっていたが、寒くなってから生命力を使い果たしたかのように息をひきとった。

ほとんど苦痛に苛まれることもなく、皆に感謝しながらの静かな最期だったという。

やはり亡くなってしまったではないか、と思われるかもしれない。

人は誰でもいつかは死ぬ。問題は、死の瞬間までどう充実して生きているいまを愉しめるかであり、死をどう納得して迎えられるかというところにある。

山藤さんは、人智を超える大きな存在に生かされていることを識り、それを感謝しながら従容として逝ったのである。人生の完結としては、文句なしの立派なものであったようだ。

低下した免疫力を免疫ミルクで補い充実した闘病生活を

甲状腺ガン手術六回の闘病生活を元気に生きる

この章の最初の免疫ミルクを飲んだ東札幌病院のホスピスケア患者一五名のうち、一三名はその後退院した人も含めて亡くなり、いまは二名が存命中である。半分は退院し、社会復帰も一度は果たしたのだ。

また、入院患者だけではなく通院患者のなかにも、免疫ミルクを飲んでいるケースはある。こちらは、生存率もずっと高いという。

いまは仙台市に住む清水八千代さん（五十四歳）は、一九九五年六月、当時札幌に在住しており、東札幌病院のすすめで免疫ミルクを飲みはじめた。

夫の清水哲郎氏が東北大学文学部哲学科の教授で、医療のなかで大きい意味をもちはじめたQＯＬの概念など新しい医療概念をきちんと整理して、医療についての基本的な考え方を言葉にしておこうと、医学畑の人びととは別の立場から数々の提言を行なっており、東札幌病院にもしばしば出向いていた。その縁から、清水八千代さんは免疫ミルクと出会ったのである。

清水さんは東京都の公立幼稚園主任教諭として勤務していた一九七五年初夏、甲状腺ガンが発見され、九月に甲状腺左葉を摘出する手術を受け、その周囲のリンパ節を郭清《かくせい》（安全のため病巣周囲の組織を広めに切除）した。

しかし、一九七六年には右肩に腫瘍転移の疑いで手術（ガンではないことが判明）、一九七七年には左頸動脈後ろへの転移で切除、一九七九年には左頸動脈横と胸鎖乳突筋に転移し、ともに切除、一九八〇年には首のさらに上方リンパ節四ヵ所への転移を手術、一九八二年再度転移の疑いで手術、しかしこれはガンではなかった。

一九八六年、札幌に転居し、夫の縁で東札幌病院に転院。その際の検査で、左鎖骨の裏および右の首から鎖骨にかけてのリンパ節に多数の転移が発見された。東札幌病院の紹介により北海道大学付属病院第一外科で残っていた甲状腺を全摘した。気管を切開し、肋骨を切除して郭清もする。

この手術の十一日後、首の左側内頸静脈が感染症で破れ手術、と壮絶なガンとの闘いの日々を送ってきた。十年間に六回もの手術をくぐり抜けてきたのだ。だが、いまその一部始終を語る清水八千代さんの声は、明るさと生気に満ちていて、感情に流されることがない。

「最後の手術のあと、今日までの十年間は西洋医学と漢方薬で再発を防いできたのです。

ガンのほうは幸い再発しませんでしたが、首など手術した跡に齢とともに障害が出てきまして、いま、重度障害者手帳二級と左手にも三級をもらうという状態になっているんです。甲状腺ホルモンは代謝を担っていますから、甲状腺全摘で代謝機能の低下も起きてきまして、低血圧や冷え症、それに関節痛、ゼンソク、アレルギー、むくみ、便秘、不眠、悪寒などと体じゅうトラブルだらけになったのです。

実感としては免疫力もどんどん低下してきているようですし、この調子でいったら齢をとってからどうなるのかしらと不安に苛まれていたとき、東札幌病院で免疫ミルクのことを聞きまして、すぐに飲みはじめたのです。

すると、まず持久力がついてきたのです。

甲状腺は疲れの病気といってもいいほど、疲れやすくなるんですが、私の場合はそれを取ってしまったんですからなおさらでして……。

免疫ミルクを飲む前は、毎日かならず昼寝をしなければ、体がもたなかったんですが、それが昼寝なしで夜まで元気に動きまわることができるようになって、体力に自信がもてるようになったのです。

「何か体力の根っこができたという感じですね」

東札幌病院の医師には、免疫力が高まったことで底力がついた、といわれたと清水さんは生き生きとした声を弾ませる。

"食品"としての免疫ミルクを充分に活用

清水さんはその後、夫が東北大学の教授になったことから、仙台に引っ越したが、免疫ミルクは送ってもらって飲みつづけた。

「本当いうと、すっかり元気になったものだから二ヵ月前から免疫ミルクをやめているんです。でも、このごろまた体力が低下してきたような気がして、ほら、こうして長い話をしていると少し息苦しさを感じるでしょ。

明日あたりから、また免疫ミルクを飲もうと思っていたところなの」

半分はガンの再発防止のためだが、あとの半分は全身的にQOLを向上してくれることに期待して免疫ミルクとつきあっているのだ、と清水八千代さんはいう。

「高齢になったときも、しゃんとしていられるようにね。薬じゃ怖くてそんな予防的な使い方はできないけれど、免疫ミルクはなんといってもミルクだもの、牛乳がわりに飲めるでしょ」

清水八千代さん、五十四歳、意気軒昂である。

免疫ミルクのサポートで下咽頭ガン・第三期を克服

早期発見のない下咽頭ガンに……

東京で中規模の貿易会社を経営する赤城隆氏（仮名・五十一歳）が〝下咽頭悪性腫瘍扁平上皮ガン・第三期〟と正式に診断を下されたのは、一九九六年十月二十六日のことだった。

半ば覚悟を決めてはいたが、ショックは大きかった。

〝下咽頭ガン〟は頭頸部ガンのなかで、もっとも予後不良なガンである。

このガンは、ガンが発生してから症状が現われてくるまでに時間がかかるため、発見されたときにはすでにあちこちのリンパ節に転移している可能性が大きいのである。

いまではガン医療の発達で、ガンは早期発見を心がければかなり高い確率で治る可能性がある。しかし、下咽頭ガンには、その性質上、早期発見はほとんどないのだ。

赤城さんも、もちろん例外ではなかった。

その徴候は二年前の暮ごろ、すでに現われていた。少し激しいスポーツをすると、そのあとで変に声がかすれ、声が出にくくなることがあったのだ。

しかし、赤城さんには以前からアレルギー性のごく軽いゼンソクがあったので、変だなとは思いながら、そのせいだろうと見すごしていた。

自分の体に何か異変が起きているのではないか、と初めて不安を覚えたのは、発病の年四月の新入社員への会社説明会のときだった。運動したあとでもないのに、おなじことが起こったのである。だが、まだ病院には行かなかった。

その年の七月、私はある取材で赤城氏と初めてお会いし、お話をうかがった。その取材に応えて話している最中赤城氏は喉を詰まらせたかのように絶句した。赤城氏は何かに耐えるかのように体を固くしたまま三分くらい沈黙した。そのときは、失礼しましたといってそのまま話をつづけたのだが、今回のガンの取材でそれが赤城氏にとって重大な瞬間だったことを初めて知らされた。

「あのとき、喉に何かがひっかかったのです。はっきりした異物感を喉に覚え、これはこれまでのゼンソクとは違う、何かが起こっていると気づいた最初の瞬間だったのです。

そういうことは八月末までに二度ほど起こりましたが、とにかく海外出張も多い身なものだから病院へ行けなくてね。

そして九月十九日、夜中に急に激しい咳が出はじめて止まらなくなったのです。これはてっきりゼンソクの発作だと思いました」

翌日、赤城氏はかかりつけの開業医のところへ相談にいった。赤城氏の喉を診た医師は、すぐ耳鼻咽喉科専門病院を紹介してくれた。

二十一日、その大きな専門病院の医師は、赤城氏の喉を覗きこむなりすぐ「これはおできです」といった。

「私は反射的に聞いてしまった。『腫瘍ですか?』とね。あの異物感を覚えた日から素人なりにもしかしたら、と気になっていたのです。『そうです。しかも悪性です』医師はあっさりいいました。

そして、ファイバースコープを喉へ入れてモニターテレビの画面で腫瘍のあるところを見せ、説明してくれたのです」

図で見るように、下咽頭の左側に梨の形をした白いブヨブヨのものが見え、それが腫瘍だという。医師はただちにK大学の耳鼻咽頭ガン専門医の診断を受けるようすすめた。

「私、アメリカへの出張が数日中に迫っていたので、そういうものは中止したほうがいいでしょうね、と聞いたんです。すると医師は『いや、やるべきことがあればなんでもいまのうちにやっておいたほうがいいでしょう』というんです。

正直、そんなに悪いのか、と目の前が真っ暗になりました」

赤城氏の下咽頭腫瘍位置

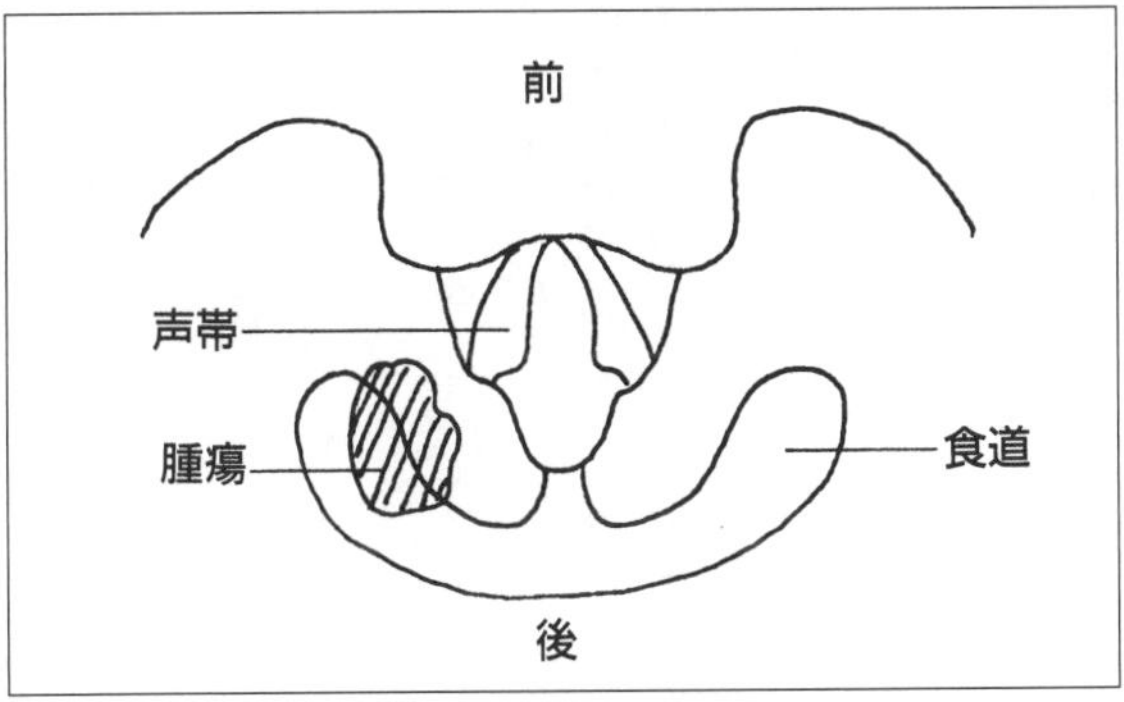

下咽頭切開図

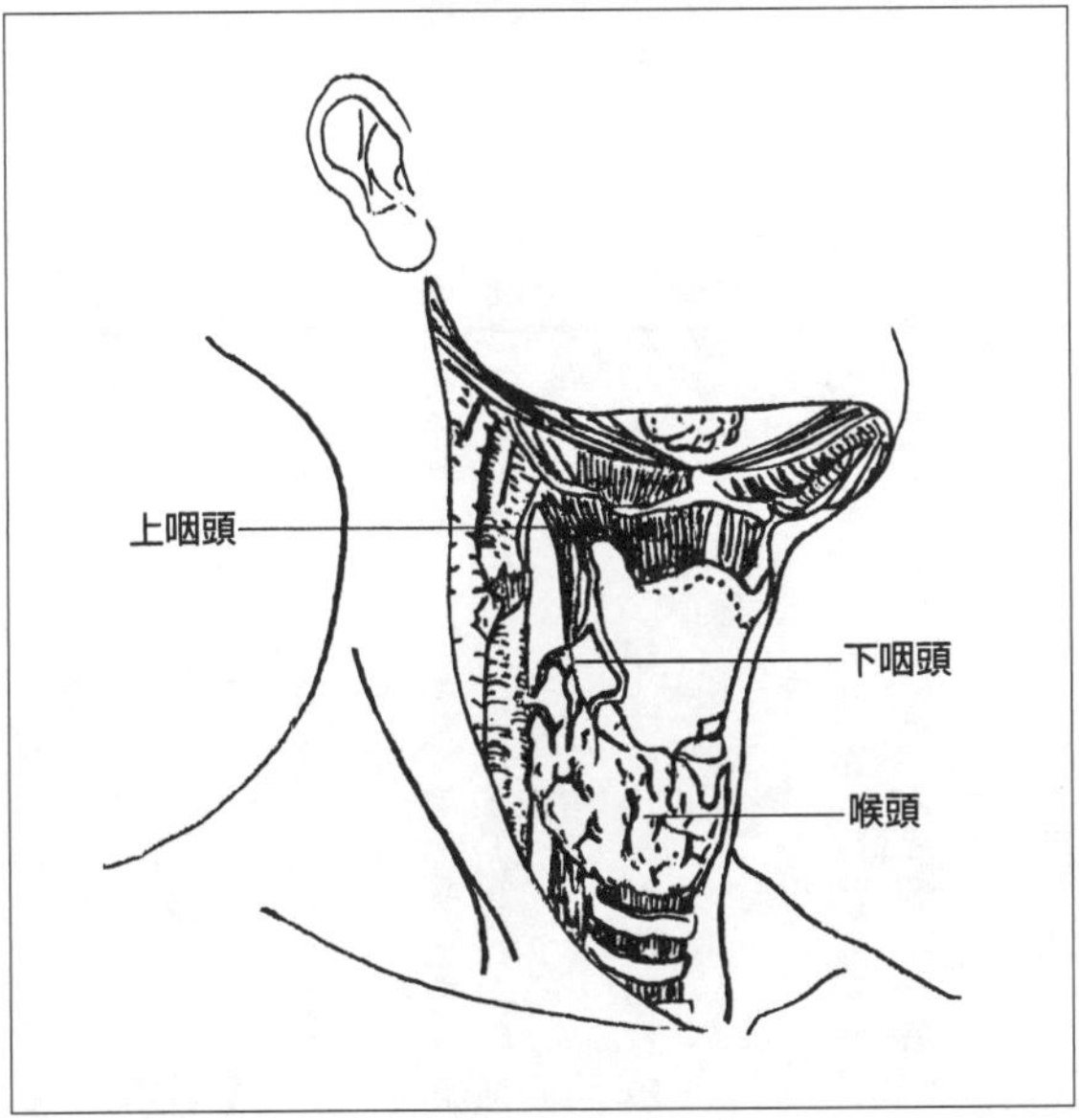

〝ガン〟といわれ、すぐに免疫ミルクを飲みはじめた

赤城隆氏はその日から免疫ミルクを飲みはじめた。まだ、診断の段階であり、治療薬は気管拡張剤くらいしか出ない。不安で、ガンに効果があることを何かやらなくては落ち着かなかったという。

赤城氏は数年前、九州大学生体防御医学研究所の野本亀久雄教授と出会い、その豪放でフランクな人柄に魅かれて、ときおり九大を訪ねるようになっていた。新しい医学の動向を教えられ、目を洗われる思いをたびたびしていた。

そうした話のなかで、免疫ミルクの話が頻繁に出てきた。薬でもない免疫ミルクの秘める癒しの力について、トップクラスの免疫学者である野本教授はなぜ、それほど熱心に語るのか。赤城氏はいつも不思議な気がしながら聞いていた。

日和見感染症、リウマチ、そしてガンに――薬ではないからこそ素人が日常的に飲む感覚でおいしく、予防のために使える。免疫ミルクを飲んでいることで、薬物による本格的な治療の補助にもなる。病む人の不安を日常生活レベルから支えることができる。

普段は医学の遠い世界のこととして、おもしろいものもあるんだな、くらいで聞き流してい

た免疫ミルクが、自分が腫瘍といわれて急にくっきりしたかたちで心の一角に場所を占めはじめたのだ。

十月七日にK大付属病院に入院して本格的な検査が開始されたが、そのあいだも赤城氏は免疫ミルクを毎日一袋（45グラム）欠かさず飲みつづけた。

下咽頭腫瘍であることはすぐに確定されたが、悪性かどうかを明らかにし、治療法を決めるためのデータを得るには、さらに詳細な検査を重ねなければならない。

「悪性の可能性は一〇〇パーセントに近くて、もしそうだとすれば私の場合は『五年生存率が二〇パーセントくらいでしょう』と最初の段階でいわれました」

X線、CT、MRI、超音波診断、内視鏡、細胞診、シンチレーションカメラ（注入した放射性物質の動きを調べることでガン細胞の転移位置を全身的に確認）と検査は徹底的に行なわれた。

「『もし、下咽喉だけではなくほかへ遠隔転移があれば手術できません。その場合は、数カ月の命と思って』『ガンの浸潤が食道まで広がっていれば、手術はできない』――検査しながら、そういうことを聞かされまして……精神的に追いこまれながら、私は検査の合間をみながら病室から会社へ出ました。

うちの規模の会社では、まだまだ社長個人が背負っている部分が多いですから、もし、私がいなくなってもちゃんとやっていけるような段取りもつけておかねばなりませんし、のんびり休んでもいられないのです」

十月二十六日、診断の最終結果が告げられた。〝下咽頭悪性腫瘍扁平上皮ガン・第三期〟であった。第三期というのは、声帯にまでガンの浸潤がおよんでいるということである。

ガン病巣の大きさは二センチ×三センチ。

治療方針も同時に示された。

〝下咽頭全摘出〟(食物を呑みこむほうの入り口)、〝咽頭全摘出〟(気管の入り口)ということで大手術である。ガンの部位が食道側と気管の交叉点にあたるため、両方を全摘しなければならないのだ。手術をすれば声を失うことになる。

「このまま手術すると、郭清といって安全のためにガン細胞が浸潤している可能性のある患部の周辺部も切り取らねばならないため、大がかりな手術になるから、手術前に化学療法を試してみないか、と担当医師にいわれました。

化学療法でガン病巣をできるかぎり小さくしておいてからのほうが、切除する部分も少なくてすむというのです。

ただし、それで腫瘍が消失することはなくて、最大限縮小したとしても二分の一まで、そしてそこまでの効果が出る可能性は一〇パーセント、よくて一五パーセントしかないという。私は迷いました」

赤城氏は病院の売店に山積みされていた近藤誠著『患者よ、ガンと闘うな』という本を入院中に読んでいた。

「それには〝化学療法は食道ガンにはまったく効かない〟と書かれているんです。下咽頭も食道のすぐそばですし、どうなのかな、と……。でも、化学療法はお願いすることにしました」

その日から、赤城氏はそれまで一袋（45グラム）だった免疫ミルクの飲用量を二袋に増した。

赤城氏はその日、さらに〝がん集学的治療研究財団〟へ相談の電話を入れた。

〝がん集学的治療研究財団〟が目指す、ガンの最適治療法の確立

〝がん集学的治療研究財団〟は井口潔九州大学名誉教授を中心に十数年前、ガン治療のもっとも有効なシステムを確立するために設立された。

複雑な発生機序《メカニズム》と病態をもち、さらに転移、播種、再発などひとすじ縄ではいかないガンを克服するために、手術、薬剤、放射線、漢方、ハリ、気功、民間療法、伝統医学、温熱療法、丸山ワクチンなどの免疫療法、ゲルソン療法などの食事療法、機能性食品、断食、瞑想療法、リンパ球療法、最近では陽子療法までも登場するなど、実に多方面から治療アプローチが展開されてきている。

多面的な貌をもつガンという病は、どれほど優れた治療であっても、それひとつだけで完治させるということは難しい。

ガンとの戦いで最終勝利を勝ち取ろうと思ったら、その患者のガンの性質や病状ともっともよく対抗できる方法をいくつも組み合わせ、さらに、ガンの治療段階に合わせてそれをまた変えていくということが不可欠である。

厚生省は、ガン治療に使える多様な武器をそれぞれ単独の効用、効果によって認可している。医療現場の医師は、それぞれの能力と学識と経験と裁量の範囲内で、それらの多様な治療法のなかからいくつかを組み合わせて、ガンと向き合っている、というのが現状である。

しかし、その組み合わせ方は、いまの医学教育のせいもあるだろうが、手術、通常の抗ガン剤、放射線治療に偏っている。ひどい場合は、それ以外の治療法をまったく認めない医師もある。

患者が必死の思いで見つけてきた治療手段を相談しても、非科学的というひと言のもとに、せせら笑って否定されるケースも決して珍しくない。

研究者の価値観や興味や専門が多様化している現代では、ここにあげた治療手段のほとんどは、大学などであるレベルまでの研究が行なわれている。本気で捜せば、データも入手できるようになっている。

そうした手段があるにもかかわらず、それらの武器をどう組み合わせて、どういう使い方をすれば、どのガンのとき、どうはたらいて、どう効果と結果が出るのか、その大きな指針は残念ながら、いまのところまことに少ない。

むろん、杏林大学医学部のガン専門医・八木田旭邦教授の〝多剤免疫療法〟のように、現代医学の先端的な化学薬品といくつかの機能性食品を組み合わせることで、いまの医学常識をはるかに超える治癒率をあげる治療法を確立し、その方法論を広く公開している例もないわけではない。

その臨床効果を基礎的に研究するなかから、インターロイキン12が関与するガン細胞抑制というメカニズムが明らかになるなど、基礎医学的な成果も生まれてきているのだ。

このように固定観念のくびきから解き放たれた自由な臨床研究によって、多彩な方法論を集学的、学際的に組み合わせ、その総合力でより効果的なガン治療の体系をひとつでも多く導き出し、現実にガンと闘う患者を救おうというのが、がん集学的治療研究財団の理念であった。

財団には多数のガン研究者や臨床医のほか財界人や協賛企業も多く名を連ね、財政基盤を支えている。

財団は毎年、選考された一般研究や多数の特定研究（すべてガン治療に関わる研究）に研究助成金を出し、その研究内容はまとまったものから年度ごとに『ガン治療のあゆみ』と題する報告書にまとめられ公表される。

また、学術委員会もあり、在宅医療システム小委員会、治験小委員会などテーマ別に多数の小委員会を抱えている。

データセンターでは研究データの収集、入力を行ない、事業部門では各地でガンセミナーへの助成もつづけている。

ガン治療を集学的に行なう方法を追い求めるこの財団を、実際に先頭に立って引っぱるリードオフマンのひとりが野本亀久雄教授だった。

自らのガンが容易ならないものであることを知った赤城氏は、集学的治療のなかに突破口を見出そうと考えて財団に連絡をとったのだ。

「会社経営者にとって声を失うことは致命的です。声帯の全摘だけはなんとかして避けられないものか、というあがきが野本先生への電話になったのです。

三十日には幸い東京で野本先生の免疫の新しい著書の出版記念会が予定されていまして、私はその会場であるガン名医を紹介していただくことになりました。そのため、すぐ始める予定だった化学療法の開始を三十一日からに変更してもらいまして……。

出版記念会の会場の一角でひそかにその医師にすべてを話し診断を受けました。

『声帯を部分切除ですますことは可能かもしれない。半分は残せる。ただし、いったん放射線を当ててしまったらそれはできない』
診断はこういうもので、とにかく化学療法を受けてみたらいいだろうと……」

副作用もなく、ガン病巣が縮小し消えた

一九九六年十月三十一日から抗ガン剤投与が開始された。

シスプラチンを初日のみ二時間点滴投与。５－ＦＵを一日二十四時間で五日間連続点滴投与で一クールとする。

いずれも強い薬ですさまじい副作用が出ると聞かされ、可能性のある副作用が絵入りで書かれた紙がベッドサイドの壁に貼られた。

食欲不振、嘔吐、口内炎、発熱、脱毛、発疹、白血球・赤血球・血小板の減少、胃機能低下、生殖機能低下、聴力障害、静脈炎。

覚悟を決めて臨んだ抗ガン剤治療だったが、一クールの投与が終わっても副作用らしい現象はほとんど出なかった。吐き気は一回もなく、食欲もまったく落ちない。白血球も下がっていない、と医師も看護婦も不思議がる。

「私は、やっぱりと思ったんです。入院中も欠かさず飲んでいた免疫ミルクのせいに違いない

と確信しました。

野本先生の動物実験におなじ5－FUを使ったものがあって、私はその論文を読んでいたのです。免疫ミルクを飲んだマウスが、免疫力の低下の軽減ですばらしい延命効果をみせた、というものでそのグラフが脳裡に焼きついていました」

抗ガン剤5－FUを一日大量投与したのち、翌日から普通のミルクを五日間飲ませたマウスの群では十日めくらいからつぎつぎと死んでいって、結局十七日めで生存率は一七パーセントになってしまった。

ところが、おなじ条件で免疫ミルクを飲ませたマウス群では、免疫力の低下が軽微で四八パーセントの生存率を示したのである。

「野本先生の関係で東札幌病院で聞いた話も甦ってきました。

東札幌病院で免疫ミルクを飲んだ末期ガン患者さんたちは、平均余命二ヵ月だったのが、平均七、八ヵ月生きた、とおっしゃって、免疫ミルクはたしかにガンと闘う力を与えてくれます、と明言されたんです。

まさにそのとおりだったなあ、と実感できまして、これはひょっとすると本当に声帯の全摘出を免れることができるかもしれない。そう希望をもちました。

もっとも、悪性腫瘍といわれてから、私は免疫ミルクのほかにAHCCやプロポリス、キチ

抗ガン剤投与後のマウスの生存率の比較

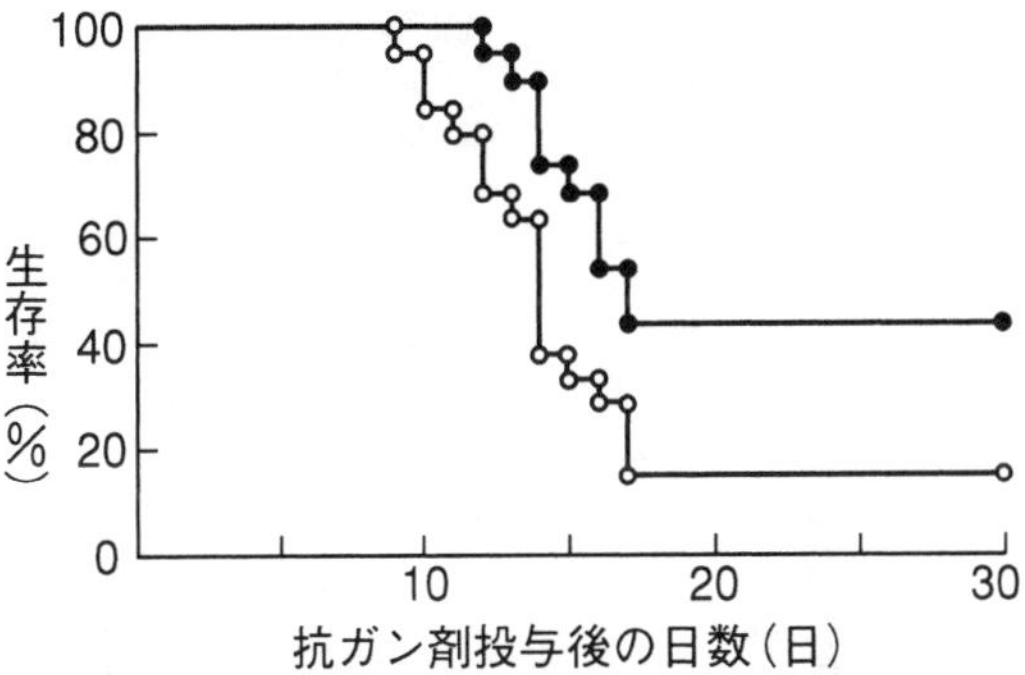

●抗ガン剤を1日投与後、翌日より免疫ミルクを5日間投与。
○抗ガン剤を1日投与後、翌日より普通のミルクを5日間投与。
この結果、免疫ミルクを飲んだマウスの生存率が高かった。

ン・キトサンというガンに対する効果が医学的にも確認されている機能性食品を組み合わせて飲んでいましたから、それらの相乗効果だったのかもしれませんが……とにかく心配された苦痛をほとんど味あわずにすんだのです。

そして、一クールの抗ガン剤治療が終わった直後の十一月七日の検査で、すばらしいことがわかった。

内視鏡で下咽頭の患部を覗いていた担当医が『おっ！　小さくなっている』と叫んだのです」

それからさらに一週間後の十三日。

「この一週間でガン病巣はまた縮小しましたよ、赤城さん。五分の一かな——いや三分の一になっている」

担当医は内視鏡に目をつけたまま、興奮を隠さなかったという。赤城氏もそれをブラウン管に映し出して見せてもらったが、それはもう塊ではなく少し大きめの白い点のように見えた。

その月の二十日から、化学療法の第二クールが始まった。今度は、初日だけ、少し吐き気がしてちょっと熱っぽくなったが、それも翌日には持ち越さなかった。

十一月二十六日、終了して検査を行なったところ、ガン病巣は米粒大になっていた。

その日、医師が注目したのは大きさよりも、ブヨブヨと柔らかそうなその性状だった。扁平上皮ガンは本当は堅いものなのだ。ことによると、このまま消えていく兆候なのかもしれない。

十二月五日、全身麻酔をしたうえで、内視鏡検査を兼ね米粒くらいになったガン組織を切除してしまった。

それが本当にガンであったのかどうか、細胞診の結果が一週間後に出て、たしかにガン細胞であることが確認された。

免疫ミルクがガン治療の効果を充分に引き出した

ガン細胞はすでに、周辺部のリンパに浸潤している可能性もあった。

「担当医は念のため、ダメ押しを放射線でやって完璧を期したいとおっしゃった。当然の処置だとは思いますが、前に相談にのっていただいた医師の『放射線をやってしまったら声帯の部分切除はできない』という言葉が頭にこびりついていて大いに迷いました。

それで、もう一度ご相談にうかがいましたら、『担当医の考え方でいい』といわれまして、放射線での仕上げにすべてを賭けることに決めたのです。そして、十二月十七日に退院したのです」

まもなく通院で放射線治療が始まった。

一グレイ三〇回を二グレイというメニューで三月いっぱいで終了する。

そこでも、野本教授の動物実験の結果が、赤城氏を支えてくれた。

放射線照射による免疫力低下も、免疫ミルクは防ぎ、実験マウスを大幅に延命した――というあのデータである。

そのデータどおり、免疫力の低下は阻止できた。

「でもね、放射線照射というのはガン細胞を焼き殺すわけで、照射で放射線のあたるところには部分的な副作用が出まして、これはきついです。

外部には火傷ができますし、粘膜は焼けただれます。舌もやられて味覚障害が出るし、唾液腺もいかれてきて唾が出にくくなりました。

でも、全身的にはこのとおり元気で、会社へも毎日出勤して、いつもどおり仕事をしていますから、これも免疫ミルクや機能性食品のおかげかもしれません」

このお話を赤城氏に聞いたのは、放射線治療の三八グレイめを終えた日だった。

その後、赤城氏は一九九七年三月末に予定どおり六〇グレイまで終了した。放射線火傷も速やかに回復し、いまは以前どおりエネルギッシュに社員の先頭に立って号令をかけつづけている。

「おかげで声帯を失わずにすみました。

声も健康も失いかけてみて初めて大切さが身に染みてわかりました。これからはこの経験を大事にして、なんらかのかたちで人様に還元したいと考えてもいるんです。

野本先生と知りあっていたこと、免疫ミルクと出会ったことは、私の運でした。

免疫ミルクだけではなく、ほかのガンに有効性が高いという機能性食品の組み合わせで高い免疫力が維持できて、おかげで化学療法と放射線療法の効果も充分に発揮されたのでしょう。

野本先生がいつもおっしゃっている〝ガンの集学的治療〟のよさを実感しました。

これからも再発予防のために、これらの機能性食品は油断しないように飲みつづけていくつもりです。治療が終わってからこそ、こうした〝食品〟は、私たちを支えてくれるということが、いまはよくわかりますね。治療が終了して退院すると、病院からの薬は何もないんですから……」

本書の執筆が終わる直前の四月上旬、赤城隆氏は静かに感慨を口にした。やはり、野本先生や濱口さんのいったとおりだった、と。

ガンホスピス、東札幌病院の濱口恵子副看護部長が、ドカ雪の降り積もった日、取材の帰り際にいった言葉が甦ってくる。

「これまで免疫ミルクは末期の入院患者さん中心でしたが、これからは外来の人たちにも、これが向いている方がありますので、おすすめしてみたいと思っているんです。

うちでは、免疫ミルクはガンの方だけに飲んでいただいているわけではありません。いろいろな病気の方がおいでになりますが、ほとんどの病気はどこかで免疫能力の低下とかかわりがあるんだろうと思います。

免疫学の発達で、いまでは、笑うだけでも免疫力が確実に上がることがわかってきています。楽しい、安心する、そういう生活こそが人の健康を復元する土台になるのでしょう。

免疫ミルクのような、ある程度はたらきのはっきりしている食品は、安心を与えるという側面からも知らず知らずのうちに免疫力を向上させて、病気を防いでくれるんじゃないでしょうか。

薬のようにあまり過大な期待をすることなく、おいしく飲むということが、免疫ミルクには似つかわしいように思うんですけれど」

「多病息災」の老後人生を支える

「今後100歳まで生きるのがあたりまえの時代がきますが、免疫ミルクはそのとき強い支えになる」

「一病息災」という言葉があるが、高齢化社会では「多病息災」があたりまえになるだろう、と野本亀久雄博士はいう。

「高齢者ともなればいくつもの生活習慣病を抱えこんでいることが珍しくありません。ともすると私たちは絶対体内に病気があってはならないと思いがちですが、それは幻想にすぎません。すべての病気を体から追い出すことなど、どれほど医学が発達しても無理なばかりではなく、危険でさえあるのです。

たとえば病原性大腸炎で下痢がつづいたとして、昔は強力な薬で無理に下痢を止めたため、逆に体内に毒素がまわって死亡することさえありました。しかし今は無理に止めないのが常識になっている。毒素を便とともに速やかに体外に出してやるのがベストなんじゃ」

病気を上手にコントロールしながら共存して、ほどほどの健康状態を保って生きていけばよい。つまり「多病息災」こそが、よりよい人生をまっとうする要諦というわけだ。

「たとえばがんがあっても、今後はがんと共存していく時代になる可能性が高い。体に苦痛を与えない程度にまで手術や抗がん剤などで治療したら、あとは増殖転移しないようにコントロールしながら生きていけるのです。年を取るとがんも増殖力が低下してきますから、免疫力増強などでコントロールし共存しやすくなる。

今後は間違いなくがんと共存していく時代になります。がんだけではなくほかのいくつかの生活習慣病もいっしょに抱えこんでね。

病気は抱えこんでいても、上手にコントロールできている状態を〝健康〟と呼ぶ時代がくるかもしれません。健康の定義が変わる可能性があるということです。

そのとき免疫ミルクは、人々に欠かせない健康コントロールアイテムになるでしょう」

多病息災の時代に使える機能性食品を発掘しようと、野本博士は免疫賦活をうたう多くの機能性食品を調べたという。だが結局今のところ免疫学者としての野本博士の目にかなったのは、免疫ミルクだけだったと語る。

在宅ガン治療の時代に存在価値を増す免疫ミルク

ガン患者もいつかは退院して自宅へ帰る

手術、化学療法（抗ガン剤）、放射線療法という〝ガンの三大療法〟は、いずれも入院して行なうのが普通である。この段階を〝初期治療〟という。

そして、ひととおりの初期治療が終わると退院して、〝中間期治療〟の段階に入る。

中間期治療は一般に経口抗ガン剤や免疫療法剤を服みながら、ときどき通院し、症状の経過を観察していくことになる。

そこから先は、この中間期のすごし方によって正反対のふたつの道に分かれる。

ひとつは、中間期に免疫能力を上手に向上させ、体力もしっかりと養って、再発や転移の機会を狙っているガン細胞を封じこめ、五年間を乗りきって完治というお墨つきをもらう道だ。

従来は五年間再発しなければ完治とするのが常識だったが、最近ではそのラインをもう二、三年長めにしたほうがいいのではないかという意見も医学界に出てきている。

もうひとつは、中間期のどこかの時点で再発の兆候が出てきて再入院し、ガン細胞との再戦に突入するケースだ。

再発して再入院――これがガン治療の〝晩期〟である。

晩期は、それまでのガンとの闘いで、体力や生体防御機能も相当に弱体化しているため、抗ガン剤や放射線療法も効きが初期ほど思わしくない。

こうした治療法はむしろ免疫機能をさらに弱める方向にはたらきがちで、患者は副作用でいっそうの苦痛を強いられる。

晩期がさらに押しつまったのが〝終末期〟で、その段階になると、現代医学的にはもうあまり有効な治療法がなく、鎮痛剤やモルヒネなどで苦痛を和らげＱＯＬ（生活の質）を上げて、少しでも体力の温存をはかるようにするくらいになる。

晩期と終末期が、主にホスピスの扱う範囲になる。

ガン専門のホリスティック医学で知られる埼玉県川越市・帯津三敬病院の帯津良一医師は常々、ガン患者が完治へ向けて飛び立っていけるかどうかは、〝中間期〟のすごし方いかんにかかわっている、と長いガン医療体験から語っている。

「従来、中間期は、まるで再発までの猶予期間のように扱われてきました。

せっかく初期治療で社会に生還してきたというのに、おざなりな経口抗ガン剤や免疫療法剤投与を気休め的にやるだけでは、もったいない。

家に帰っているこの時期こそ、完治に向かって離陸するためのもっとも大切な日々なんです。この中間期は、薬でガンを叩くというよりも、食事療法や生活の改善をはかりながら、つまりガンを招き寄せるような生活を修正するということなんですが、それをやりながら漢方薬や、ときには機能性食品、気功など体の防御機能を整え、ガン細胞がふたたび暴れだすのを封じこめる強力な体内環境を築き上げる時期なのです。

それでこそ再発を防ぐことが可能になり、完全治癒に向かって離陸することができるのです。再発して再入院というのは、その離陸の失敗といってもいいでしょう。

つまり、中間期こそ、ガンを完全に制圧できるかどうかの鍵を握る大事なときなのです。

そして、病気を叩き潰すという思想で貫かれている現代医学には、その中間期をしっかりと支える方法論が未だ確立されていない。中間期のすごし方について適切な相談に乗ってくれる病院も少ないですし……。

中間期の在宅医療は、患者自身で自らに合った方法を見つけるしかない、というのが現実なのです」

残念ながら、と何度も口をついて出る帯津医師は、自らの帯津三敬病院でガン中間期対策に漢方薬から機能性食品、食事指導、気功まで可能なかぎりの手立てを導入して、実際に驚異的

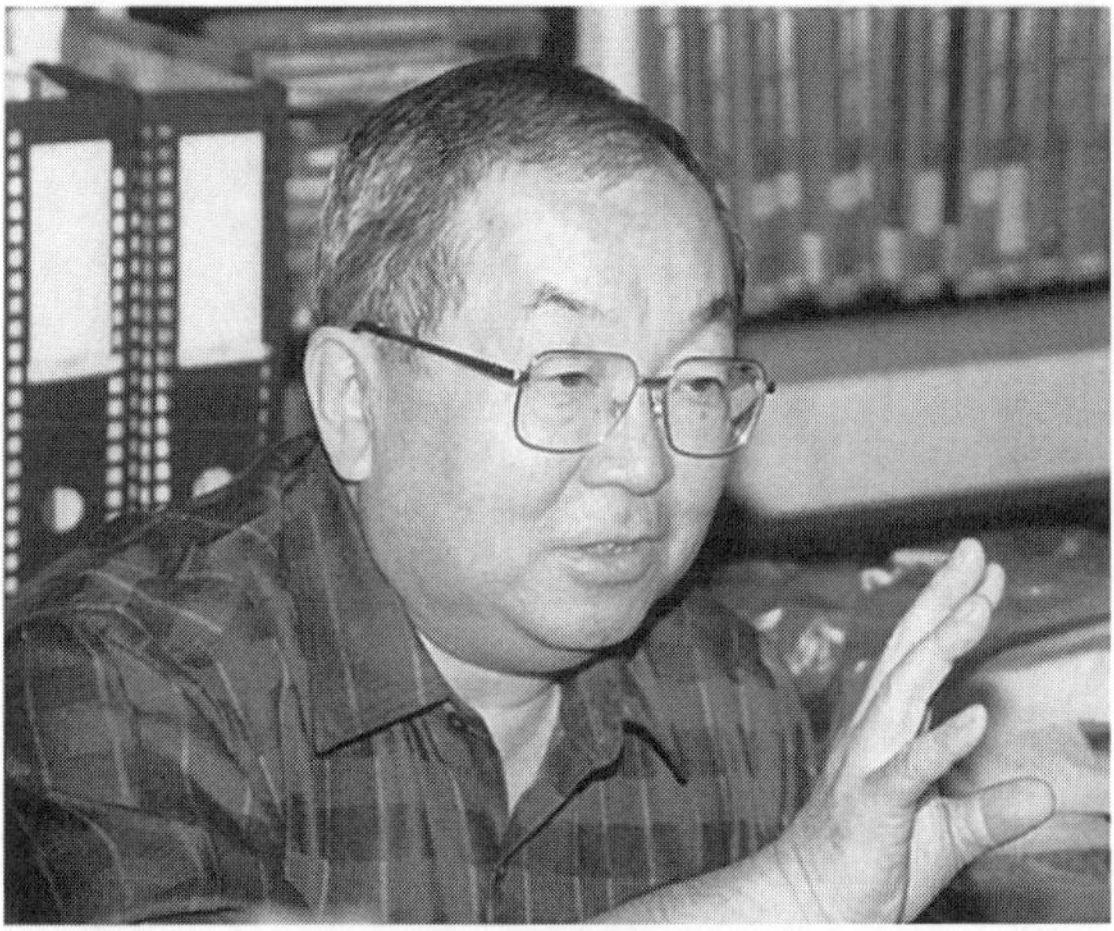
完治へ向けて、中間期治療の重要性を説く帯津三敬病院の帯津良一医師

な生存率をあげているのである。

帯津良一医師は食道ガン手術では代表的な外科医である。

その帯津医師が中間期対策の実効性を身をもって証明しているのだ。

ガン中間期治療とは、つまり〝在宅ガン医療〟のことである。

そこを〝医療〟として位置づけ、医学の側からきちっとした方法論をつくりあげることでいま頭打ちといわれるガン患者の生存率は今後まだまだ延びる、ということを帯津医師の実践成果は示しているのである。

実は、その方法論づくりへの研究が、がん集学的治療研究財団によってすでに数年前からスタートしている。

在宅ガン患者の武器としての免疫ミルク

がん集学的治療研究財団には数多くの小委員会があり、テーマに沿った特定研究を進めているのだが、そのなかでも注目されているのが〝在宅がん医療システム小委員会〟である。

委員長は石谷邦彦東札幌病院院長だ。

「ガンの初期治療は、いまやたいへんレベルの高いところに達していますから、ほとんどの患者さんは中間期から末期にかけての期間を、一般社会に復帰して生活しながらガンと闘うことになります。ガンになっても、自宅で家族との生活をエンジョイしながら、可能なかぎり仕事もして自分らしく生きたいではないですか。

それを実行に移そうとするとき問題になってくるのが、痛みが出てきたときどうするか、ということと、高い免疫能力をどうやって保つか、という二点なのです。

痛みは、それだけでガン患者には恐怖の根源です。患者さんたちはよく、死ぬのはいいけれどそのとき痛みだけはなんとかしてもらいたい、とおっしゃるんですが、まさにガンの激痛は患者さんにとっては死よりも怖いのです。

そして、免疫能が低下すれば、ガン細胞の侵蝕力と生体防御力のパワー・オブ・バランスが崩れて、ガン細胞の増殖を許してしまうことにつながるわけで——これも恐怖です。退院するとき、ガン患者さんは、喜びのいっぽうで、心細そうな表情をされますが、それはこれから頼るもののない荒野に放り出されるような心もとなさに襲われるからなんです。しっかりしたバックアップ態勢システムを構築し、安心して在宅治療ができるようにしようと考えていまして、この小委員会は具体的な提言を行なっていきます。

そして、つぎのステップでは、自治体や地域医師会と連携して、その在宅治療システムのモデル地域をつくり、医療機関や自治体の役割や、人間関係、情報ネットのあり方、さらには、患者さん本人が自ら使える鎮痛剤や機能性食品、カウンセリングや気功などの手段を組み合わせて、それらが実際に患者さんにどう役立つものかも明らかにしていきたいと考えているのです」

在宅ガン治療システムは、生体防御系の活性化や社会生活の回復、苦痛などからの保護といった個人レベルへのアプローチと同時に、生活環境、バックアップシステムといった地域全体での患者支援システムも視野に入れたものであるべきだというのである。

在宅ガン治療システムの構築の必要性を早くから感じ、石谷邦彦医師にその作業を依嘱した野本亀久雄教授は、これは、ガンになったら最後は病院で死ぬ、というこれまでの考え方を変えるマイルストーンになるのだという。

ガンと共存しやすい社会を目指して

「ガンという病気が加齢にともなう生体防御機能の低下から発生するという加齢疾患の一面をもつことは、いまや医学界では常識じゃ。

日本人の寿命が世界最高レベルに延びつつあるなかで、ガンにかかる人はますます増え、ガンは特殊な病気ではなくなるでしょう。

ガンが発見されたら、まずは先端医療技術を駆使する専門病院で初期治療を受け、そのあとはガンがなくなればもちろんですが、たとえ根治せずガンが体内に残っていたとしても、在宅治療システムの支援を受けながら従来の生活圏で健康時に近い生活を送るというようになる。ガンと共存していくことが、普通の社会になっていくのです。つまり、ガンもたくさんあるいろいろな病気のひとつにすぎないということにね。

ただし、ガンには再発、転移、痛み、免疫力の極度の低下（ガン細胞が発する悪液質などによる）という特有の問題があるから、それに対応するための安心装置として在宅ガン治療システムがその前提として必要になるんじゃ」

それは、ガンの在宅治療からさらに在宅死を助けるところまでにいたる、切れめのない医療環境や介護体制でなければならない、と野本教授は語る。

「初期治療の発達で、ガン患者がガンと共存すべき期間は長くなるでしょう。そして、ガンと共存できるシステムが社会的にも個人的にも完備されていってガンになっても共存が普通という意識が広がれば、ガンが発見されたときのショックも弱まり、その結果、免疫力の必要以上の低下が防げてガンでも生き抜くことがますます容易になるんじゃ。

そう遠くない将来、こんな会話が聞けるような時代になる、とわしは思うとるんじゃ。

『いま、ガンといわれましてね』

『そうですか。私も去年ガンが見つかったんですよ』なんてね。

こういう会話ができるためには、まず、急な痛みを自分でなんとか管理できなければならんのですが、これはいまやWHO（世界保健機構）が出したガンの痛みを段階的に抑えるためのガイドラインがありますから、そのうちの一部を自宅で自ら行なうことができるように改善し、患者が退院するまでにそのやり方を教育すれば解決します。鎮痛の飲み薬もあるし坐薬なども ある。現在では八割の痛みはとれるようになっているんです。本格的な痛み対策は、病院でやってもらうことになりますが……。

そして、いよいよ終末期に入って普通の生活が無理になったら、ホスピスに入ればいい。あるいは、医師や看護婦さんに往診してもらって鎮痛処置をしていただいてもいいでしょう」

ガンと共存しながら社会生活を送る場合、もうひとつ問題になるのは、免疫力低下によってひき起こされる日和見感染である。すでに語られているように、ガン患者の多くはガンそのものではなく、ほかの感染症で死んでいるのである。

「いまは病院も細菌の多い場所になっていますが、社会はまたそれに輪をかけて多種多様な細菌が人間と共存していますからね、免疫力があまり低下しすぎると、いつ感染症につけこまれるかわからない。

わしは、医学的にもはっきりした多数の日和見感染に関わる細菌の抗体を含む免疫ミルクは、在宅治療のときにこそ役立つと考えておるんじゃがね。食品として毎日飲むだけで、免疫機能を多角的に守ることができるから、あまり深刻な病気意識に苛まれず自然体でいけるところが、いいんじゃないかと思うんだ」

野本亀久雄教授や石谷邦彦医師の話からは、いまガン医療が新しい段階に入ろうとしているということを強く感じさせられる。

そして、それはまた、痛みを止める新しい技術が登場し、免疫力を保ち向上させる新しい武器が出てきたからこそ、醸成されてきた発想であるともいえる。

ガンでも生きていきやすい社会の到来は、そんなに遠いことではない。

第5章　リウマチ医療の現場に力を与える免疫ミルク

慢性関節リウマチがつぎつぎと改善

リウマチの痛みが消えた！　漢方薬局で愛飲される免疫ミルク

免疫ミルクには事実として、慢性関節リウマチを改善する力がある。

作用についての大筋はすでに第一章で述べたが、免疫ミルクに含まれる抗炎症因子MAIFが関節で起きている炎症を沈静化させるということがもっとも大きいといわれている。

左の図はアメリカ・スターリ研究所のラットによる動物実験の結果である。

ふたつの実験マウス群のうち一群には免疫ミルクを飲ませ、もう一群には普通の市販牛乳を飲ませ、それぞれに一、二時間のうちに強い浮腫を起こすカラギーナン注射をしたものである（抗炎症因子MAIFの作用は六時間でピークに達し、そのあと急激に下降していく）。

両群のマウスの浮腫の大きさ（容積）を一時間後、三時間後、四時間後にはかったところ、図で見るように、免疫ミルクを飲ませたマウス群の浮腫の大きさは、市販牛乳を与えたマウスにくらべ大幅に下まわったのである。

炎症を抑える効果(ラットによる実験)

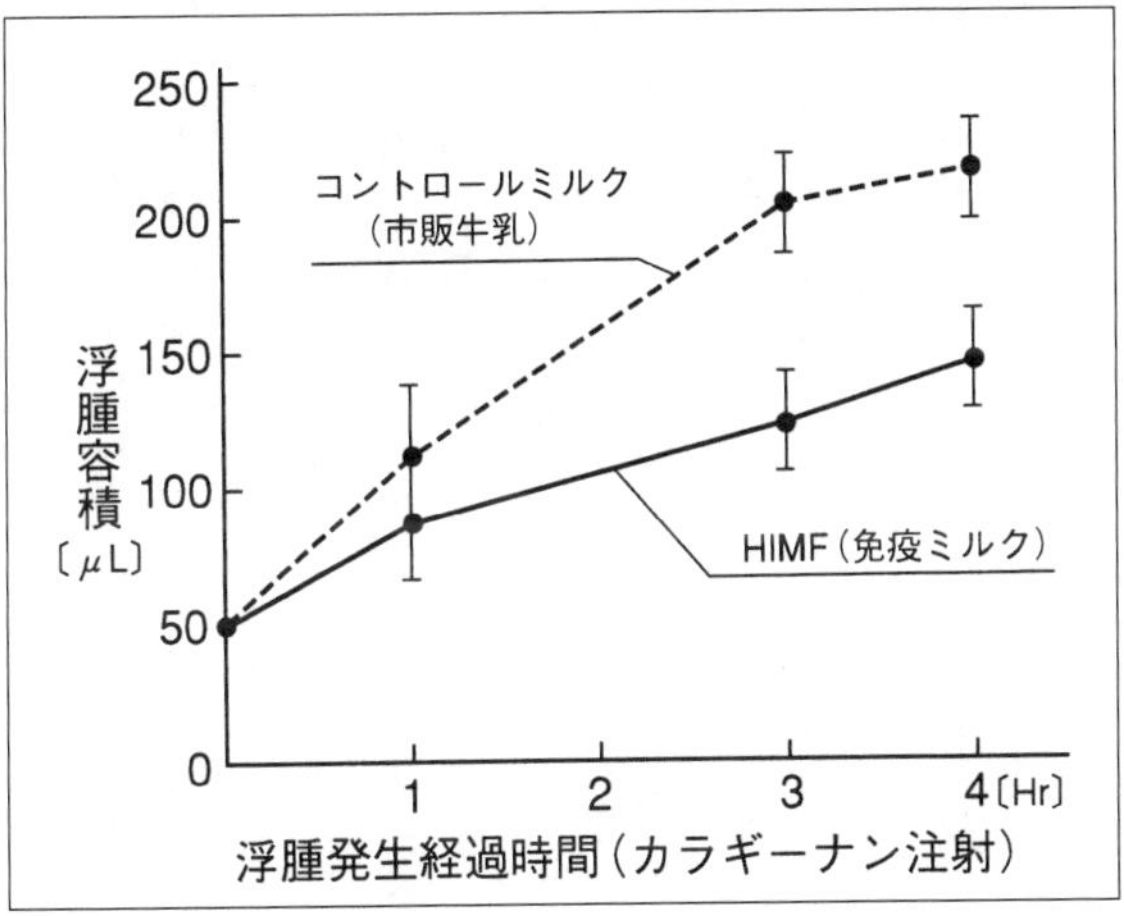

リウマチは、自らの免疫機構が狂いをきたし、自己抗体など自己を異物として認識してしまって、自己成分を攻撃することから起こってくる炎症だ。このような自己免疫疾患は、攻撃的な現代医学には苦手な分野である。

自らの免疫反応が自己組織を破壊する自己免疫疾患は慢性関節リウマチのほかにも、全身性エリテマトーデス、リウマチ熱、結節性動脈周囲炎、強皮症、シエグレン症候群、橋本病、バセドー病、自己免疫性溶血性貧血、悪性貧血、糖尿病、重症筋無力症などがあるが、多くは現代医学でも決定的な治療法がなく難病に指定されている。

慢性関節リウマチももちろん難病指定に入っている。

すでに紹介したように、アメリカでは最初、慢性関節リウマチの改善に期待して免疫ミルクの開発研究が行なわれたのである。

試飲試験でも、実際に関節リウマチの改善率が高い。日本でもそうした成果を踏まえ、いろいろなかたちで関節リウマチで苦しむ人たちに飲まれている。

岐阜県・美濃加茂市で薬局〝漢方の皇方堂〟を開く今井由紀子薬剤師は、毎月一〇〇箱もの免疫ミルクをお客さんに飲んでもらっている。ゼンソクや老化防止、風邪の予防、鼻炎、夏バテ、腰痛など幅広い効果が出て喜ばれているというが、飲用者でもっとも多いのはリウマチの人たちであるという。

「最初はリウマチではなく、入試を間近に控えて勉強中の高校生なんかに、免疫力を上げて風邪を防げればと免疫ミルクをおすすめしていたんです。機能性食品ですから、気楽にね。

ところが、一度飲んだ方は皆さんずっとつづけるようになるんです。風邪の予防はもちろんですが、それ以上にとても体力がついて元気になったという反響がすごかったのです。

それで、データ資料に書かれていることはやっぱり本当だったんだな、と納得しまして、リウマチの方にも試しにお出ししてみたんです」

今井薬剤師は、もともとは大手製薬会社に勤務していたが、新薬のあり方に疑問を感じて十数年前に会社をやめて漢方に方向を転じた。

中国漢方だったが、生体防御研究会という勉強会にも属して免疫の勉強も始めた。毎月のそ

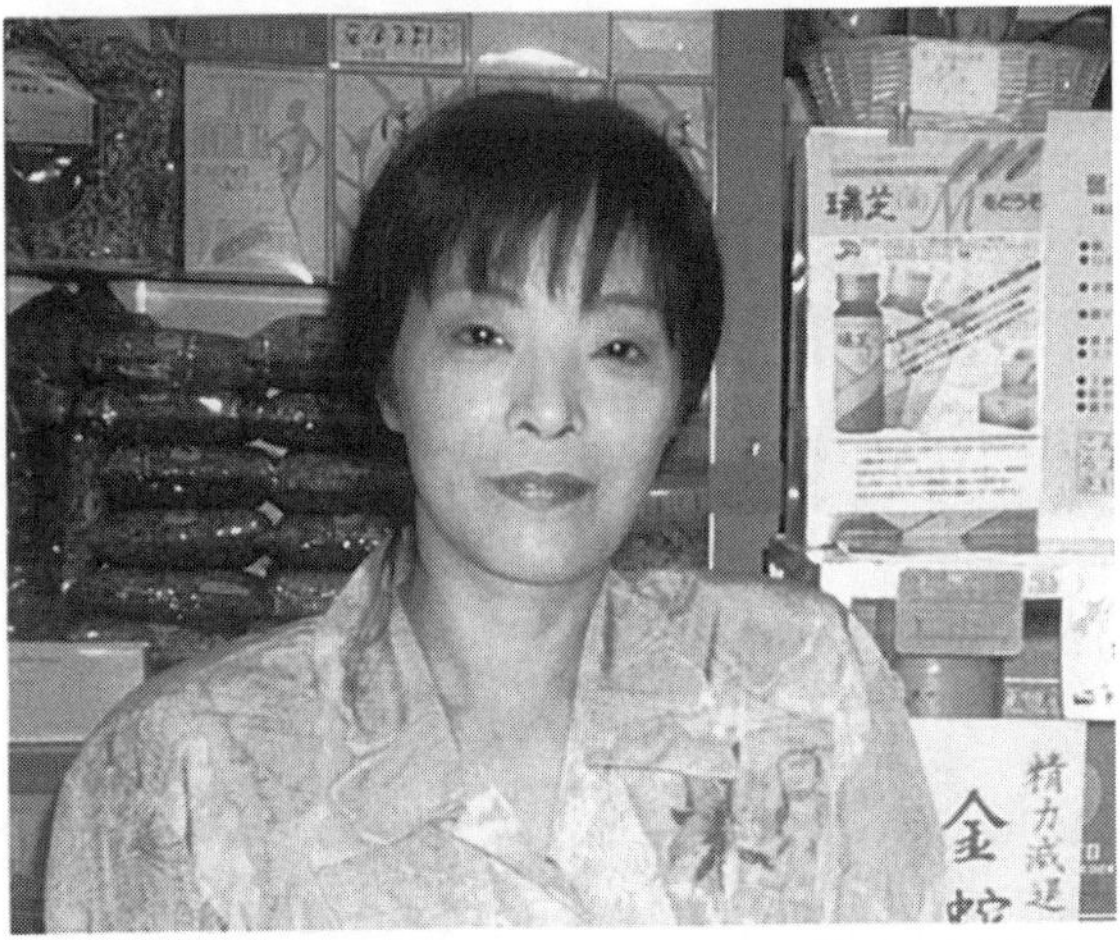

免疫ミルクの食品性を強調する〝漢方の皇方堂〟の今井由起子薬剤師

の勉強会で今井薬剤師は免疫ミルクの存在を知ったのである。

「一九九五年十一月七日から倉持安江さん（仮名・五十六歳）という慢性関節リウマチで長いあいだ苦しんでこられた方に免疫ミルクを飲んでいただいたのです。

倉持さんは全身の末端の関節が変形してひどい痛みに悩まされていたのですが、病院の治療でどうにか痛みだけはしのいでいました。ところが、リウマチ因子だけはどうしても消えなくて不安がっていたのです。

免疫ミルクはアメリカでの試飲試験では、リウマチ関節炎の改善率八四・一パーセントとなっていますが、でもたかがミルクでそんなことが――と私はあまり信じてはいなかったんです。

でも、風邪の人なんかにはすごくいいものだから、倉持さんには悪いんですが、ちょっとテストしてみるつもりでお飲みいただいたわけです。それも通常の半分の量をね。免疫ミルクは一日一包（45グラム）ずつという標準量を飲むと、一ヵ月分で二万円になるものですから、経済的にもたいへんだろうと思って一日二分の一袋でいいですよって」

十二月末、その年最後の病院の診察日に倉持さんは息を弾ませながら、今井薬剤師のところへやってきた。

「リウマチ因子が消えたというんです。検査結果をいま医者に聞いてきたところだけれど、医者に『何か黙って飲んでいるんじゃないんですか』と聞かれたって、うれしさと困惑が混ざりあった複雑な顔をしていまして……。倉持さんはその後も免疫ミルクを飲みつづけていますが、リウマチ因子はもちろんいまもマイナスですよ。

その出来事からですね、私が本気でリウマチの方に免疫ミルクをすすめるようになったのは」

食生活のなかに免疫ミルクを

七十五歳になる芦田松代さん（仮名）は、頻繁に皇方堂へやってきては「早く死にたい」と愚痴をいっていた。五十代からリウマチが進行しつづけて、全身の関節がすべて曲がったり、コブ状に変形したりしていて、自力ではトイレにも行けない状態で、その世話に疲れきった子供たちもすべて家から逃げだしてしまい、老いた夫がひとりで面倒をみていた。

病院には何十年も通っているが、改善するどころか進行がとまる気配もなかった。

そして、一九九六年初めごろには、骨粗鬆症《こつそしょうしょう》も加わって痛みはいよいよ耐えがたくなり、死にたいという言葉もいっそう切実な響きをもつようになっていった。

ちょうどそのころ、倉持さんの経験で免疫ミルクを信じる気になれた今井薬剤師は、芦田さんに強くすすめた。ミルクだからカルシウムが豊富に含まれているし、骨粗鬆症には牛乳がわりに飲んでもらばいいんじゃないかとも思ったのだ。

「一箱めを飲み終わって（本当は一カ月分だが、それを二カ月分にして飲んだ）二箱めを買いにこられたとき、ニコニコしているんです。

死にたいなんて全然いわないで、痛みが消えてきたとおっしゃるんです。まったく痛みを感じない日もあるっていうんです。

それからまた二カ月して、三箱めを買いにこられたときは……ご主人の車で来るんですけれど……朝起きたときのこわばりなんかも出なくなったし、痛みもまったくなくなったといって……そして四箱めのときにはもう八月になっていましたが、たまには少しずつ自分で杖をついて外へ出るんだといい、海を見にも行ってきたって。夫の車でいっしょに買い物にも出かけるんですと、とても仲のよい老夫婦なんです」

芦田松代さんはいまでも一ヵ月おきに免疫ミルクを一箱ずつ買いに来るが、最近では逆にあっちが悪い、こっちが調子が悪いというようになった、と今井薬剤師は笑う。

「それがリウマチ以外の不調ばかりなんです。

芦田さんは心臓が悪かったりあちこちにぐあいのよくないところがもともとあったのです。リウマチの苦痛が激しいときには、そっちのほうまでは意識がまわらなかったのが、リウマチの痛みが消えると、今度はそちらの症状にも目がいくようになったんですね。

アメリカの試飲調査のデータを見ると、ほんとに幅広い不定愁訴に効果があることがわかりますし、野本先生のご研究でもそれらの一部が基礎医学的に裏づけられていますから、私はいずれ、それらの症状も順に改善していくんじゃないかと期待しているんです。

もちろん、医者に行くことはおすすめしますし、私もそうした症状に効果のある漢方調剤もしてさしあげますよ。免疫ミルクだけで治るほど、人間の体が単純にできているとは思っていませんから……。要は、いいと思われる方法の総合力なんですよね。

特に、リウマチや膠原病は、これならかならず治るという決定的な根治法は世界中どこでもまだ見つかっていないんですから……。患者さんそれぞれにいいと思われる方法を病態に合わせ、組み合わせて患者さんの苦痛を少しでも和らげてさしあげるしかないんです。

非力な一薬剤師ですが、頼りにしてくださる患者さんといいますかお客さんに応えてあげられる方法が免疫ミルクでひとつ増えて、私は本当に感謝しているんです」

今井由紀子薬剤師は最近、免疫ミルクを薬や機能生食品のような飲み方ではなく、食品として普通の食事のなかに組み入れる方向を探っている。

「たとえば、朝食でパンを食べるとき、普通コーヒーや牛乳を飲みますが、牛乳のかわりに免疫ミルクを飲むというようにね。私がおすすめして実際にそうしている方もいるんですよ。ヨーグルトに混ぜて召しあがるというのもいいんじゃないでしょうか。

コーヒーにスキムミルクがわりに入れるという手もあります。

高齢化社会では、日和見感染症を防ぐという意味でも、こんなふうに食生活に組み入れて毎日何気なく摂るというのが、自然でいいでしょう。薬的な感じで飲んでいる場合は、目的の症状というか不調が改善すると、どうしても、もう飲むのはやめてしまうでしょう。

O157なんていう食中毒の予防にもなるでしょうし、とにかくミルクだからこその強みなんですよね。食生活のなかに組み入れることができるのは……。

ほかの機能性食品では、形態も飲み方もなんとなく薬っぽくてこうはいきませんよ」

今井由紀子薬剤師は免疫ミルクの食品としての強みを強調する。

リウマチ専門病院で免疫ミルクはどう評価されたか？

免疫ミルクはリウマチ治療をバックアップ――東広島記念病院での使用

免疫ミルクは、現代医学のリウマチ治療にどのような役割を果たすことができるのか。その可能性に探りを入れようと、いくつかのリウマチ専門医療機関の医師たちが、リウマチ患者に免疫ミルクを試用している。

東広島記念病院院長で、広島リウマチ・膠原病センター長でもある専門医の山名征三医師も、そのひとりだ。一五人のリウマチ患者に、免疫ミルクを飲んでもらったのである。

「リウマチは、かつては不治の病などと呼ばれていましたが、いまでは研究もずいぶん進んで、治療法も抗炎症剤やステロイド、免疫抑制剤などの薬から、手術その他、と多角的になってお り、骨の破壊が始まる前であれば、七、八割は正常と見分けがつきにくい状態にまでもってい けるようになりました。

基本的にリウマチ治療は、現代医学が到達した治療法で充分間にあっているのです」

山名征三医師はリウマチ専門医としてそう強調する。

では、その山名医師がなぜ、リウマチ薬でもない免疫ミルクを、現代医学のリウマチ治療に併用することになったのか。

「免疫ミルクは、はっきりいってそれ自体がリウマチを治すというものではない、と私は考えています。

以前、ある雑誌の取材を受けて、うちの病院で一五人のリウマチ患者さんに免疫ミルクを飲んでいただいた結果をお話ししたのですが……たしかに予想した以上にいい結果が出たのは事実ですけれども、あたかも、免疫ミルクでリウマチが治るというような書き方をされてしまって、あちこち関係方面から本当か、と問い合わせをいただいたりして、とても困ったことがあるのです。それでわざわざお断りしておくわけなのです。

免疫ミルクは、概して基礎体力が落ちていることの多いリウマチ患者の体力や生体防御力を補ってやるという方向で使ったのです」

リウマチは、細菌やウイルスなどの侵入、過重なストレス、体質、ホルモンバランスの失調などによって、免疫系が自分自身の体を攻撃し破壊する病気である。

こうしたことは、体力や生体防御系のはたらきが低下したときに起こりやすい。

免疫ミルクは豊富な抗体成分により、そこのところを強化し、感染症を防ぐはたらきに優れている。しかも、抗炎症因子まで含まれている。

「野本亀久雄教授より、免疫ミルクは消耗性疾患治療をバックアップする大きな力を発揮すると聞きました。リウマチは代表的な消耗性疾患のひとつであるし、アメリカの四十年近い試飲調査でも関節リウマチに見事な効果をあげているから、リウマチ治療の補助手段として使えるのではないかと……。

免疫ミルクの組成からいって、野本教授のそのお考えはリウマチ専門医の立場からみても充分に理解できるものでした」

こうして一五人の入院リウマチ患者の免疫ミルク飲用は始まったのである。

特に、風邪をひきやすいとか、高度の貧血がある人、疲れやすい人や愁訴の多い人、全身状態の思わしくない人を対象にした。

一日一袋（45グラム）を二、三回に分けて、三カ月間にわたり飲んでもらった。飲むのがいやになったら、自由に中止してもらってかまわない、ということで始まったのだが、ほとんどの人が最後まで欠かさず飲んだ。三カ月の期間が終わってからも、引きつづき飲みたいと申し出る人が少なくなかったという。

それはむろん、患者自身がそれぞれの体でよい手応えを得たからだった。

「風邪をひきにくくなった」

「以前よりなんとなく体力、底力がついた」

「筋力の低下が阻止され、脱力感がなくなった」

アンケートにはこういう答えが多かった。

「むろん、この期間も従来のリウマチ治療はつづけていますので、痛みや炎症に対する免疫ミルク独自のはたらきがどうだったかは判定のしようがありませんが、少なくとも感染症が起こりにくくなり、基礎的な体力がレベルアップしたことだけは間違いありません。

外見的に見るだけでも、飲んだ皆さんは生き生きとしてきたことがわかりましたしね」

免疫ミルクは、患者の体力を向上させ、体の抵抗力を強化して感染症を防ぐということで、リウマチ治療にたいへん資するものと考える、というのが山名征三医師の出した結論であった。

言外にこめられた山名医師のメッセージがそこから聴こえてくるような気がするのだが。

リウマチは難病であり、いろいろな民間療法や健康食品の名が取りざたされ、あれがいい、これで治るなどと喧伝される。リウマチに苦しむ人たちは、それさえ飲めば治るものと一途に信じて、きちっとした医療から離れ、結局、医学的治療の大事なチャンスを逸し、症状を進行させてしまって取り返しのつかないことになる。

山名医師は、そのことを怖れているのである。

念のため、山名医師の言葉をもう一度整理しておく。

現代医学での、リウマチの治療法は一応確立されており、あるレベルまでのものなら確実に治療できるようになっている。免疫ミルクは、正規の医学的な治療法とあわせて補助的に使うとき、充分リウマチ治療の役に立つ。

免疫ミルク単独でリウマチを治そうというのは、免疫ミルクのよさを活かすことにならない。

免疫ミルクは骨破壊の進行を抑制する——日本リウマチ学界で発表

一九九七年五月八日、名古屋市で開催された〝第四一回日本リウマチ学会総会〟で、免疫ミルクのリウマチに対する研究が発表された。発表タイトルは〝免疫ミルクの慢性関節リウマチに対する有用性について〟。発表者は服部直紀氏。

東京・世田谷で〝松多内科医院——リウマチ・東洋医学研究所〟を開業する松多邦雄医師と服部・湯上進両氏の共同研究の成果であった。

松多医師は西洋医学的手法のみではなく東洋医学、漢方薬も使ったリウマチの治療にあたってきたが、それでもリウマチという全身的で複雑な疾病には完全とはいえず、さらに新しい方法論を日頃から探し求めていた。

二年ほど前から日本でも免疫ミルクの医療現場での飲用試験が行なわれていることを知った。

アメリカでの四十年近い飲用試験の成果や野本亀久雄教授の研究データに目を通した結果、飲用三カ月前後を境にリウマチ改善効果が現われる可能性が大きいという確信を得た。

そこで、松多内科医院で慢性関節リウマチの治療をつづけている患者のうち、従来治療が頭打ち状態に陥っている人たちを対象に免疫ミルク飲用試験を行なうことにした。

三カ月以上飲用可能な患者三八名を選び、一日平均三六グラム（牛乳換算四〇〇cc）の免疫ミルクを飲んでもらった。

むろん、試飲開始を前に血液検査など、多面的な検査を行ない、三カ月飲用後には問診も含め詳細な検査をし、分析作業に取りかかった。

血液検査の結果、単球、リンパ球、血小板という免疫を担う部分と、総コレステロール、中性脂肪が医学的に有意に減少していることがわかった。

しかし、慢性関節リウマチの活動性を示すA/G、CRP、γ-グロブリン、Fe、血沈では有意差はみられなかった。

また、患者の自覚症状の変化では、六二パーセントがなんらかのリウマチ症状の改善がみられたと答えている。

松多医師と服部氏らは、特に有意差の大きかった単球と自覚症状改善との関連性に着目し、解析の中心をそこに絞った。

単球は白血球のなかの大食細胞（マクロファージ）の一種である。

マクロファージは、体外から侵入したり、体内で発生したりした異物を取りこみ消化してしまう免疫細胞だが、単球は臓器に定着することなく、血液に乗って体内を循環している未熟型のマクロファージである。

単球は、体内に異物が発生したり侵入したりすると、ただちにその異物の周囲に集合し、それを細胞内に取りこんで消化してしまう。

これまでの研究で、慢性関節リウマチで起こる軟骨の破壊や関節の変形は、マクロファージより産生されるＩＬ―１、ＩＬ―６等のサイトカインと呼ばれる物質によりその進行が促進されるとされてきた。また、マクロファージに貪食された病原物質が、充分に処理される前に関節腔内に侵入し、慢性関節リウマチ発症の引き金となるとも考えられている。

松多医師らの研究は、そのもうひとつ前の段階にメスを入れたのであった。

マクロファージは、その未熟型大食細胞である単球が増えることによって増えるのだ。単球が体内で成熟するとマクロファージになるのだから当然である。

そうであるなら、単球の数が減少すれば、マクロファージの数も減少することになる。

マクロファージが減少すれば、マクロファージの貪食能によってできる自己免疫疾患の原因物質である病原物質も減少する（病原物質の凝集が起こらない）。

そのために骨の破壊は進行しなくなるのである。

免疫ミルクは、その単球を減少させるはたらきをみせたのだ。その結果、マクロファージも減少して、自己免疫疾患原因物質の凝集も起こりにくくなり、慢性関節リウマチの進行が止まる――松多医師と服部・湯上両氏の研究が明らかにしたのは、こういうことであった。

これは慢性関節リウマチの治療に直接つながる有意義な研究であり、発表は参加者の注目を浴びた。それは、そういう現象を起こす免疫ミルクに対する注目でもあった。

むろん、この研究はまだ完全なものではない、と服部氏はいう。

免疫ミルクの飲用をやめたあと、単球の状態はどうなっていくのか、飲用前のレベルにそのまま戻ってしまうのか、などまだこれから研究すべき課題は少なくない。

野本亀久雄教授もこの成果には着目しており、九州大学生体防御医学研究所でも、この学会発表ののち、こうした研究をさらに深める研究を開始することになっている。

コラーゲンをマウスに与えつづけると二週間で関節炎が発生するのだが、それに対する免疫ミルクのはたらき（阻止できるかどうか）などを追い、また、それらによって起きた関節炎の患部組織の分析や骨密度の測定などを行なって、実験結果の裏づけをすることになるのだ。

リウマチで苦しむ多くの人びとのために、その結果が待たれる。

免疫ミルクの飲用で救われたリウマチ患者たち

飲用一カ月で痛みがひき、アメリカ旅行に行けた！

「私、東京女子医大のT医師に免疫ミルクをすすめられたとき、すぐ飲んでみようって決めたんです。それは免疫ミルクがお薬ではなかったからなの」

十年も前から大学のリウマチセンターに通い、抗炎症薬を飲みながらも、慢性関節リウマチの進行が止まらず苦しんできた東京・台東区の鈴木満寿子さん（六十三歳）は、免疫ミルクと巡り会った日のことをうれしそうに語った。

鈴木さんに免疫ミルクの存在を教えたのは、リウマチセンターの医師ではなく、血圧の高い鈴木さんが人間ドックとして十八年前から年二回かならず行っていた東京女子医大のT医師だった。

一九九六年四月、検診のとき、リウマチが手首にもきてしまったと何気なく訴えてみたのである。鈴木さんのリウマチは、十年前に左手の一本の指から始まって、年々ほかの指も侵されていった。そしてついに、その少し前、手首にまでおよんできたのだ。

「机の引き出しも開けられなくなって、とても不自由になってきたのです。腫れて痛くて、特に午前中は痛みが激しくて仕事もままならないの」

鈴木さんは年のわりには、髪も黒々としており、老眼鏡も不要なくらい目もしっかりしていて、いまもフリーで経理の仕事をしているのだ。

悩みは関節リウマチと高血圧だけだった。

リウマチセンターの薬では、結局、進行を止められなかったことから、薬は信用していなかった。

「T先生は、味はあまりおいしくないけど、といいながら免疫ミルクをすすめてくれたんですが、飲んでみたら結構おいしくてね、毎日風呂上がりの寝る前に一袋（45グラム）を水に溶いて氷を入れ、ぐーっと飲むんです。

そうしたら驚いたことに一ヵ月くらいで、指や手首のあれほどがんこだった痛みが消えてきたのです。手首の腫れもひいてね。

洋服を着るのもひとりではきつかったんですが、なんともなくなっちゃったの。

薬でもないのにどうしてって、半信半疑ですぐにT先生に電話しました。T先生は、よかったねって喜んでくれました」

鈴木さんは元貿易会社に勤務していて外国旅行も多かったことから、世界じゅうに友達がいた。痛みが消えた五月、鈴木さんは三週間の予定でアメリカ旅行に出かけた。

「三週間分の免疫ミルクを旅行かばんにしっかり詰めていきましたよ。毎日欠かさずに飲みました。そしたらね、行くときは大きな荷物を持つのがまだかなりきつかったんですが、帰りはラクラクでね、旅行中もそれだけ改善効果が進んだということなんですよね」

鈴木さんのリウマチ反応は六年前にプラスになって、以来ずっとプラスだった。

それが、免疫ミルクを飲みはじめた年の十一月の検査でマイナスになった。

「ほかにもずっと便秘気味だったのが、すっかり快調になりましたし、全身的にも活力が増してきて、いまの状態はとってもいいんです。

これがずっとつづいてくれればいいんですけれどね」

鈴木さんはその年の四月、手首の痛みと腫れが出てからステロイド剤をもらって一日おきに少量を服んでいた。一九九七年の年が明けてまもなく、そのステロイドを完全にやめてみた。

改善がステロイドのせいなのか、免疫ミルクのおかげなのかをはっきりさせるためであった。

「ステロイドをやめても痛みは戻ってこなかったのです。免疫ミルクが痛みを止めていてくれたのか、あるいは関節炎を痛みの少ないところまで改善してくれたということなのでしょう。

それで私自信をもって、リウマチの人を見ると、こういうものがあるよ、とお話することができるようになったんです。

いまやっている治療法の補助のつもりでお飲みになってね、それで痛みや症状が消えたらこんないいことないじゃないですか」

鈴木さんは一九九七年三月にも元気にアメリカへ旅立った。もちろん、免疫ミルクの袋持参だったが、こんなことを言い残していった。

「旅行用に、錠剤タイプのものがあると旅先で気軽に飲みやすいんですけれど……贅沢かしらね」

なぜリウマチが改善されるのか？

吉開泰信九州大学副学長（NPO法人免疫抗体食品研究協会理事長）は免疫学専門家の立場から、免疫ミルクの効果が特に期待できるのは「過剰な炎症によって起こる病気」の枠に入る疾患という。

「リウマチ」や「アレルギー」「難病系疾患」がその代表的疾患である。

たとえばリウマチの飲用試験では八〇パーセントの人に効果があったとされる。免疫ミルクに含まれる抗炎症作用成分のはたらきによるといわれているが、吉開教授はむしろ「腸内細菌叢（善玉菌・悪玉菌）と腸管細胞叢（腸管免疫・IgG抗体・マクロファージ・リンパ球など）のバランスを保つことによるのではないか」としている。この抗炎症成分は免疫ミルクに特有の成分で、一九九七年に九州大学生体防御医学研究所とオルト株式会社とが共同で行なった研究がよく知られている。しかし吉開教授は、免疫ミルクを飲むことにより腸内細菌叢の悪玉菌と善玉菌のバランスを揃え、炎症に関わる細胞を出にくくすることができるのではないか、という。

それはアレルギーも同じで、簡単にいえば「病原性が強くて悪いはたらきをする腸内細菌の増殖を抑制し、よいはたらきをする腸内細菌とバランスさせる。それによって免疫力の健全性を保つ」ということである。

抗炎症物質説、腸内細菌叢・腸管細胞バランス説といろいろあって少しわかりにくいかもしれないが、リウマチやアレルギー性疾患の発症には複雑な要素が絡み合うものであり簡単にはいいきれないものだ。

免疫ミルクは食品として大きな枠組みからそこにはたらきかけ、全体的に微妙なバランス機能を発揮することでアレルギー性疾患を改善にもっていくのではないだろうか。食品の複雑さがここでは、非常によい形であらわれていると多くの研究者は明らかにしているのである。

ともかくアレルギー改善の事実が、アメリカをはじめとした飲用試験では際立っているのである。

パーキンソン副作用が軽減し薬も減って人生に希望が！

六十四歳になる東京の男性Kさんは四十四歳のときに難病パーキンソン病を発症し、現在まで二十年間苦しんできた。

「最初は手のふるえが出ておかしいと気づいたのですが、そのうちに顔の表情もなくなり声も小さくなってきたのです。口はからからに渇くし電話でも上手く話せなくなっていったのです。会社では管理職だったのですが、その状態ではまともに仕事ができませんで、妻にも相談せず退職しました」

病院でパーキンソンと診断され薬を飲み始めると、体の動きが少しずつよくなってきたのですが、やがて副作用が出てつらくなりました。とにかく何とかしたいと薬は頑張って飲みつづけましたが、病状は進むばかりで……。でも薬も次第に効かなくなっていき、そのたびにクスリの量も増やされ副作用が増していくばかりで希望を失っていました」

そのあいだ十九年。Kさんの頑張りも闘病の疲れで折れかけた。人生の希望をほとんど失っていたという。

そんな中で二〇〇九年に入って間もなくKさんは知人に教えられて、半信半疑のまま免疫ミルクを飲みだした。

「それが一ヵ月めあたりから、クスリの副作用が徐々に和らいできたのです。まさかと思いましたが体の症状も少しずつですが改善傾向を見せてきて、歩き方がはっきり治ったというのではないのですが、震えが改善するなど、とにかくいい方向に向かっていることを実感できる変化が重なってきたのです。

それに連れて薬を飲む回数も減っていきまして、発病してから薬が減るのは初めてですから、この調子で免疫ミルクをつづけていけば、時間はかかってもいつかは社会生活ができるようになるに違いないと、先への希望をつなげるようになり気持ちも明るくなってきました」

実は、もう何年もなかった朝立ちがあってね、とKさんは嬉しそうにいう。男性としての自信が戻ってきたらしいのだ。

「私ね、治療に頑張ってもう一度人生に挑戦しようと心に期しているんです」

薬でもない免疫ミルクが、二十年ぶりにこんな日を持ってきてくれるとは思ってもみなかった、とKさんの声は弾んでいた。

原因の特定が難しい難病系疾患の症状を改善させる免疫ミルクのはたらきには、理由は不明であっても薬にはない何かが秘められているようなのだ。

今はまだわからなくとも体験例が積み重なり、いつの日にか研究が進んで明らかになる日もくるのではないだろうか。病に苦しむ人たちの希望のために、その日の近からんことを節に祈りたい。

免疫ミルクに頼ってみたリウマチ患者の真実の声

リウマチの苦しみを免疫ミルクの飲用で救われたという人は、数えきれないほどいる。医師や薬剤師にすすめられて飲んだ人もいるし、友人知人からたまたま免疫ミルクの存在を聞いて自己流で飲んだというケースもあり、まちまちだが、そのうち、かなりの人たちに改善効果が出ている。効果のなかった人も含めて私がお話を聞かせていただいた方の状況を簡単に紹介してみたい。

◉沼田夏子さん（仮名・八十歳・埼玉県吉川市）

糖尿病で血糖値が一六〇mg／dℓあり、リウマチの気もあって膝に水がたまり歩けなくなっていた。一九九六年十二月、団地新聞で免疫ミルクのことを知り、あまり期待もせず飲みはじめた。一日一袋（45グラム）。リウマチの薬は服んでいない。

まず、ひどかった便秘が解消した。年が明けてまもなく痛みが消え、少しずつ歩けるようになった。冬に入る前は歩けていたのだが、二月ごろにはそのころのいい状態に戻った。全身的にも元気が出てきて、積極的に買いものにも出かけるようになった。血糖値も一五〇mg／dℓになったが、それが免疫ミルクと関係があるのかどうかはわからない。

夏子さんと同居している四十九歳になる娘さんは虚弱体質で、いつも疲れやすく漢方薬などで体力をかろうじて保っていたが、母が元気になっていくのを見て彼女も免疫ミルクを飲みはじめ、とても元気になった。疲れがたまらなくなり底力がついたという。

◉川口武男氏（仮名・五十五歳・東京都多摩市）

三年ほど前から関節リウマチを発症し、手指と膝の関節が痛む。リウマチ反応が出て、病院で薬をもらったが少しもよくならず、不安のなかで新聞広告により免疫ミルクを知る。一九九六年十月から飲みはじめた。

川口氏は機関紙の編集長で毎日遅くまで激務がつづくことから、最初は腱鞘炎《ケンショウエン》かと思ったという。以前に、メニエル症候群をやったこともあり、不整脈がいまでもよく起こるので常に健康不安に包まれていた。疲れがたまると出てくるのだが、免疫ミルクを飲みだしてからまもなく関節の痛みが消失した。疲れもそれほど残らなくなり喜んでいる。

しかし、月に二万円の出費は負担で、痛みが消えてまもなく調子のいいときは二分の一量にし、ときには飲まないこともあった。仕事がなんとかできる程度で維持すればいいと考えたのだ。

すると、最近になってまた痛みが戻ってきた。

「やはり、きちんと飲みつづけなければいけないんでしょうな」

◉笹木早知子さん（仮名・五十四歳・佐賀県鳥栖市）

母のガンの看病で心身ともに疲れきった八年前に関節リウマチを発症。漢方薬とハリで一時おちつくが、一九九五年、父の死でふたたび悪化、リウマチ熱などが出る。腎臓機能も低下した。

酢卵《すたまご》などの機能性食品とともに、病院のステロイドを一年間服む。それで小康を得て薬をやめたところ、ステロイドのリバウンドに苦しむ。そのなかで免疫ミルクを知り、飲みはじめた。一日一袋。しかし、一年間飲みつづけたが、これといった効果は感じられなかったという。

いまは、酢卵が体質にあうようなので、それで頑張っている。状態はいまもあまりよくない。

◉高浪清美さん（五十六歳・東京都世田谷区）

二十八年前、足が痛み、歩きにくくなって、リウマチを発症。十年前からステロイド剤を服用するが、症状を抑えるだけでリウマチの進行が止まらず、薬のせいかかえって骨がもろくなり膝関節は破壊の度が加わる。六年前に左膝を人工関節にする。それと同時にステロイドを減らし免疫調整剤を服みはじめる。しかし、二年くらいでそれも効かなくなってくる。

ステロイドを強くするのも怖く、一進一退の通院生活のなかで、一九九六年夏に免疫ミルクを知り、あまり期待もせず飲みはじめる。

「最初の一カ月くらいはなんの変化もなくて、やっぱり私には効かないのかなと……それまでもいろんなものを飲んだり民間療法を試したりしてみたんですが、はっきりした効果はほとんどなかったんです。

それが、秋口くらいから少しずつ自覚症状が楽になりはじめたんです。そして、暮の検査では血沈が下がってきまして、そのほかの血液検査の結果も全体的に改善されていたのです。

リウマチ専門医は、右膝の変形はあるけれど、全体的にうまくコントロールされているから、この調子でいきましょうと……。

いまも、病院の薬（弱いステロイド、抗炎症薬）と免疫ミルクで、とても快適に生活できているんです。免疫ミルクはこれからもずっとつづけていきたいと思っています。元気になって外出もしたいですからね」

高浪さんは自分の病状を上手にコントロールできる方法を見つけて、いまはとても精神的な安定を得ているように見受けられた。

◉肥田野二九さん（六十二歳・埼玉県三芳町）

リウマチ発症は二年前。手が赤ちゃんの手みたいに腫れあがって医者に行ったところ、リウマチと診断された。

高齢でもあり、弱い薬を病院でもらいながら、知り合いに教えられたサイカチの実を煎じて飲む。尿の排泄が促進されるのでトイレが近くなるが、これはある程度効いた。リウマチ反応は正常になったが、抗炎症反応はまだ一〇・二（正常値は一）もあった。

一年めには金療法の注射をしたが、かえって膝が腫れあがり、慌てて強いステロイド剤と免疫抑制剤を使いはじめる。そして、一九九六年五月に免疫ミルクのことを知り、体質改善につながって根本的なところから効いてくれればという期待で飲みはじめた。

「急にはどうということもなかったのですが、少しずつゆっくり痛みとかこわばりなどが消えていきまして、自分で髪を洗うこともできるようになったのです。前はね、桶で水を浴びることもできなかったんですから、大進歩です。桜の季節には、近所を歩いて花を観ることもできるようになりました。

ただね、まだ指に力が戻ってきませんし、膝には水がたまるので、いまでも定期的に抜かなくてはならず……今後も気長に少しずつ改善していくのを待つしかないのでしょう。

でも、たとえゆっくりでも、改善する方向に向かっているんですから、希望はもっているんです。いつかは、症状が全部とれるんじゃないかって……」

肥田野さんが体験的にわかったのは、病気を克服するには結局のところ毎日の食品や癒しの効果の強い健康食品こそが大切だということだった。

「薬は、半分は毒でもある強い力で助けてくれるものだと思っているんですけどね。

まあ、どっちもそれぞれの役割があって大事なんですがね」

それぞれのいいところを上手に活用することが、いちばんだという。

「どちらにしても、リウマチという病気はパッと手品みたいに薬で消えてしまうようなものではないんですから」

肥田野さんは吐息のようにいった。

第6章　医学関係者の熱い視線を浴びる免疫ミルク

高齢者用日和見感染防止ワクチンと食品としての抗体ミルク

山羊の体でつくられる北里研究所の抗体ミルク

免疫ミルクは、医学関係の専門家からみれば、たんなる食品として見逃せるようなものではない。より薬に近く、これからの医療の有力な武器として使えるのではないか。そういう側面をより合目的的に強化することで、医療現場で治療用に活用できる可能性が大きい――そう考える医学関係者が出てくるのは、免疫ミルクの成り立ちからみてしごく当然のことである。

北里研究所・医療環境科学センターの鈴木達夫博士も、そうしたひとりであった。

「〝高齢者用の日和見感染予防ワクチンを開発せよ〟北里研究所にとっては、新しい感染医学の道を拓いていただいた大恩人である九州大学の野本亀久雄教授から、その大号令が私どもにかけられたのは、八年前のことでした」

一般的に〝免疫ミルク〟と呼ばれているので本書でもその呼称で統一してきたが、医学上の正式な呼び方は〝特異性をもった抗体ミルク〟あるいは前半を略して〝抗体ミルク〟という。

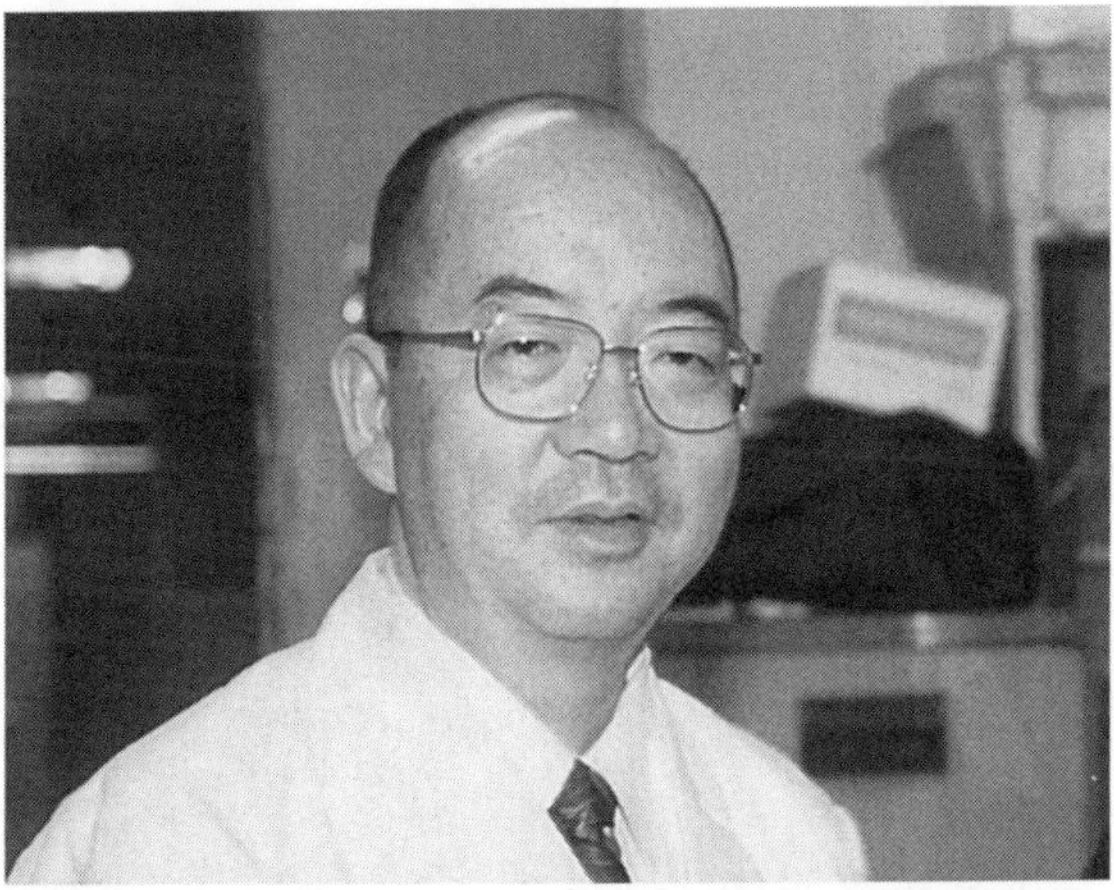

〝抗体ミルク〟を食品として利用し、生活に役立てようと検討を重ねる北里研究所・医療環境科学センターの鈴木達夫博士

鈴木達夫博士はいまから二十数年前すでに、母子免疫による生体防御をひとつの医療哲学としてとらえる野本亀久雄教授と、その哲学を具現化するもの、つまり〝抗体ミルク〟を現実の医療に活かす方法について頻繁に議論をかわしていた。

母乳に含まれる免疫抗体が腸内に入っていくと、その抗体に関連する（対応する）抗原によって起こってくる病気を防ぐ。

ならば、防ぎたい病気に対応する抗体をミルクのなかに意識的に産生させた〝抗体ミルク〟をつくれば、一種の薬、ワクチンとして使えるのではないか。腸内でのそうした生体防御については、鈴木博士も若いときから動物実験で確認してきていて、腸の基本的な生体防御の仕組みがいかに重要であるかを身をもって認識していた。鈴木博士は若き日、慶応義塾大学の佐々木正五教授のもとで、無菌マウスにコレラ菌を感染させる動物実験を行なった。

「無菌マウスにコレラ菌を経口投与すると、もちろんすぐ感染します。ところが、腸内常在菌が正常状態で腸内に棲みついているマウスでは、コレラ菌を飲ませてもコレラは感染しないのです。腸内の常在菌が多様な作用機序で感染を防ぐはたらきをしているんですね。腸内にいる抗体も、そうした防御機能の一翼を担っているのでしょう」

腸内細菌も含めて腸内の生体防御研究に精通する鈴木博士が〝抗体ミルク〟の研究に深く入っていくのは、いわば必然であったといっていいだろう。

野本教授の提案により鈴木博士は、山羊の体を使った〝抗体ミルク〟の研究を開始した。基本的にはスターリ研究所と大差ない方法で牝山羊の体に抗体ミルクを産生させる。

「感染モデルマウス群（特定の感染を起こしやすくしたマウス）に、一週間とか一定期間その抗体ミルクを飲ませておいて、そこへ病原菌やウイルスを入れてやるのです。

それらのマウスは感染せず、病変は起きません。腸を調べてみると抗体が検出されますが、入れた病原菌やウイルスは検出できませんでした。抗体ミルクに含まれる抗体によって処理されてしまったのです。抗体ミルクを飲ませたマウスは一〇〇パーセント生き残りました。

ところが、コントロール群（比較対照するためのマウス）として普通の牛乳を飲ませたマウスでは、すべての腸内から病原菌やウイルスが検出されました。そして、多くが発病し、コントロール群全体の二分の一は死んでしまったのです」

すでに紹介したとおり、おなじころ野本亀久雄教授も九州大学生体防御医学研究所で、スタ一リ研究所の牛で産生した免疫ミルクでおなじような動物実験を行ない、似たような結果を得ていた。

身近な〝食品〟としての役割を追求

以後も双方でつづけられた抗体ミルクと免疫ミルクの研究が突き合わされ、検討が繰り返された結果、結局、抗体ミルク（免疫ミルク）はその特性のすばらしさから、薬より食品あるいは合目的的な健康回復、生体防御食品として世に出すほうが広く人類のためになる、という方向づけがなされたのであった。

「高齢者には薬ではやはりきつすぎますし、それに薬にしてしまうと、飲むほうが医者に支配される可能性が出てきますから、誰もが自分の意志で自由に飲むことができるという点で、食品のままのほうがずっといいんです。私どもの研究ではあくまでも〝特異性抗体をもつ食品〟と〝栄養価の高いミルク〟という面から〝食品〟として追求していこうということですね」

追求の第一は、目的別にどの抗原（細菌など）、どのウイルスに狙いを定めるかということである。高齢者の日和見感染防止が目的であれば、スターリ社の免疫ミルクのように日常的に身のまわりや体に常在する細菌に対する抗体を多数組み合わせたもの、また、流感が流行する季節なら、流行する危険性の高いタイプの流感ウイルスの抗体を産生させた抗体ミルクなどと、必要に応じて使い分けられるようにするのである。

昨年から問題になっていて、一九九七年も流行が心配されている０１５７の抗体を含む抗体ミルクができれば、予防に大きな力を発揮するだろう。

追求の第二は、人びとが利用しやすい製品形態を開発するということだ。

「駅の売店キオスクなんかで簡単に買えるような製品になるといちばんいいのです。たとえば、ノドアメのようにね。今年のインフルエンザに対応する抗体を含む〝抗体アメ〟のようなものがあると、便利でしょう。

それから、いま何社かの大手メーカーなどと協力して開発中なのは、菓子類です。ゼラチン状の菓子がありますね。グミとかコンニャクなんとかなどというようなプリンプリンしたもので一口で食べられる小さいもの、ああいうものに抗体ミルクを含ませると、腸までいってからゆっくりと溶けて、そこに含まれている抗体は長時間効果を発揮しつづけますので、非常に有効ですね。高齢者も、こういった食品としてなら抵抗なく抗体ミルクの抗体効果の恩恵を受けることができるでしょう。ミルクですからアイスクリームにするのもいい」

新型インフルエンザ対策に免疫ミルクを

免疫ミルクが腸内常在菌による日和見感染の予防に有効なことはすでに見てきたとおりだが、免疫ミルクは新しく登場してくる感染症の防御にも有効性を発揮するという。

二〇〇九年、メキシコで多数の死亡者を出し瞬く間に世界に広がって、日本でもすでに一千万人を超える感染者がいるといわれる「新型インフルエンザ」。この新種の感染症の予防にも治療にももちろん免疫ミルクは有効である、と野本亀久雄博士（現・九州大学名誉教授）は断言する。

新型インフルエンザ流行真っ只中の二〇〇九年七月、広島市・広島平和記念公園のホールで野本博士の講演が行なわれ、そのとき聴衆のひとりが「免疫ミルクは新型インフルエンザの予防にも役立つでしょうか」と質問を発した。

そのとき広島では新型インフルエンザの万延で学校の休校が相次ぎ、医療機関では看護師の感染も急増していたのだ。

「もちろん充分役立ちます。免疫ミルクで体の防御能力が高まれば、たとえ新型インフルエンザウイルスが体内に入ってきたとしても大部分は発病しないでしょう。もし感染した場合でも、ごく軽くすみます」

そう語った上で野本博士は、免疫ミルクがふたつのメカニズムにより新型インフルエンザの感染を阻止すると説明した。

「キーワードは〝IgG抗体〟です。免疫ミルクに含まれる抗体中最も多いのがIgG抗体で、それが新型インフルエンザ防御の主役です。

免疫ミルクの抗体（IgG）が体内に入ると、侵入した細菌やウイルスに付着して不活化し、それが体外へ排泄されるため感染しにくくなるのがひとつ。

もうひとつは、腸管においては侵入してきた病原菌やウイルスが腸管を潜り抜けて体内に侵入することによって発病するのですが、免疫ミルクを飲んだとき抗体（IgG）のはたらきで病原菌やウイルスが腸管に付着するのを阻止してしまうため体内侵入できなくなるのです。最終的にその菌やウイルスは便となって体外排出されます」

そもそも人間の生体防御能力は私たちが思っているよりはるかに強力で、季節性のインフルエンザのウイルスや病原菌では、いまここでそれを噴霧したとしてもおそらく二〇パーセントくらいの人しか感染しないだろうと野本博士は聴衆に語った。どんな感染症も、五〇パーセント以上の感染は起こらないのだという。本来的に体に備わっている抗体などの生体防御機能がはたらくためだ。

新型インフルエンザに対する私たちの恐怖感は過剰すぎるのではないかと、野本亀久雄博士はいっているのである。免疫ミルクを味方につけることによって、私たちの防御力はさらに強化され、行き過ぎた恐怖感と過剰反応は緩和されるに違いない。それによりストレスが軽減され、自己免疫力はさらに強化されるのだ。

「現在の新型インフルエンザを防御するはたらきはIgG抗体によるわけですが、いずれ将来、新型インフルエンザのウイルスを牛に投与してこのウイルス特有の抗体を含む免疫ミルクを作ることも期待できるでしょう」

新しいタイプのワクチン的食品登場につながることになるのか。楽しみである。

風邪をひきにくくなった

免疫ミルクは新型インフルエンザだけではなく、万病の元といわれる多様な風邪に対する予防効果があることも早くから知られていた。取材では風邪をひきにくくなったという喜びの声をずいぶんたくさん聞いた。誰でもかかる身近な病気なだけに風邪を遠ざけるメリットは大きいようだ。

宮崎市のAさん（三十七歳）は妻と小学四年生の女の子の三人家族だ。

「娘は生まれつき免疫力が弱くて病気がちなため、いろいろなサプリメント試してきました。特に風邪はしょっちゅうひいていまして、入院までしていたのです」

そんななかで昨年初夏に免疫ミルクのことを耳にしたAさんは、たいして期待したわけでもなかったが免疫ミルクを娘に飲ませてみた。

「すると七月はじめから八月のお盆までのあいだ一度も風邪をひかなかったのです。普通一週間のうち何日かは風邪で風邪薬を飲むのですが、まったく飲まずにすみ、学校のプールにも行けたのです。これには娘も驚いたようです。その後一度だけ風邪をひき三十八度台の熱がでましたが、二日ほどで治ってしまって、本人の自信につながったようです」

友達が新型インフルエンザにかかっても娘は大丈夫だったとAさんは嬉しそうだ。

「妻も肩こりをはじめとしていろいろ不調があったのですが、肩こりはまったくでなくなりましたし頑固な便秘も解消し薬も不要になりました。睡眠薬なしで眠れるようになったのです」

そしてAさん自身も最近友人たちに、若々しくなったといわれることが多くなったという。

薬とは異なる全身的な調整力がはたらいているとしか考えられないのである。

在宅ケア支援システムの一角に抗体ミルクを

このような一般的活用法のほか、病人の在宅ケアの面でも抗体ミルクの利用が検討されている。

超高齢化社会の到来、出生率の低下とともに重要な問題になる在宅ケアについて、そのあり方から方法まで広く考えようという勉強会（バイオメディカル研究会・在宅ケアワーキンググループ）が、二年間にわたってつづけられてきた。厚生省、通産省の各局長などのほか医学界など産・官・学・各界から研究者や有識者が参加し論議が行なわれた。

鈴木達夫博士も野本亀久雄教授とともに専門家の立場からそこに参加した。

「医学的な立場からその方向性をリードしたのは、研究会の座長である野本教授で最終的にはつぎのような結論が出されました。体の内と外の両面からトータルに在宅患者を守らなければならないとして、在宅ケアのあるべき姿は大きく六つのシステムにまとめられたのです。

第一は、医療システムで医療機関の二十四時間対応などのほか、体の免疫能を保つことも含まれる。そのための医学的な方法、食物、運動、生活環境、人間関係などが検討されましたが、そこでは抗体ミルクを含めた機能性食品、あるいはデザイナーフードも在宅ケアを支える大事な武器としてあげられました。

第二は、生活支援です。食事の仕度とか掃除とか買いものといった生活面の支援です。

第三は、介護システム。入浴サービスとかね。

第四は、情報システム。症状モニターシステムとか、双方向相談システムなどです。

第五は、流通システム。医薬や輸液の供給や介護食、介護用品の供給システム。

第六は、環境システムです。バリアフリー住宅（流感や感染症にかかったとき、家族への感染を防ぎ、あるいは逆に感染させられる危険を防ぐために、一時的に隔離できる部屋）などがそれで、この方向で在宅ケアシステムを実現していこうというわけです。

抗体ミルクは在宅ケアを支援する大きなシステムのなかで、将来きっといま私たちが想像する以上に大事な役割を果たすようになるに違いありません。

社会が抗体ミルクを要求している、といっても過言ではないのです」

病気になっても、高齢者を家族との生活の場から遠ざけないですむ生活ができるような人間らしいあたたかなシステムを構築する、というのが野本亀久雄教授の持論で、この在宅ケアシステムは、その哲学が勉強会の皆さんに反映して導き出されたものといっていい、と鈴木達夫博士は語った。

境界域のコレステロールが正常化

コレステロール値が低下した

福岡市・原土井病院臨床研究部の池松秀之医師は、感染症と免疫が専門であることから免疫ミルクに関心が強く、一五人の入院患者で飲用試験を行なった。

七十歳以上で、脳血管障害の後遺症でリハビリ中の人や、リウマチ、変型性ぎ椎症、膝関節痛、アレルギーなどそれぞれに疾病をもっている人たちを対象にした。

七十歳以上に絞ったのは、高齢のために免疫力が低下しており、日和見感染症を起こしやすいからであった。

また、入院理由になっている病気のほかにも、高血圧や高コレステロール、高脂血症などといった成人病要因を抱えている人が多く、それらへの効果も見られる。中国漢方でいう、いわゆる未病という状態だ。

〝未病〟は未だ病気として発症してはいないが、体内ではすでに発病する可能性が生じている

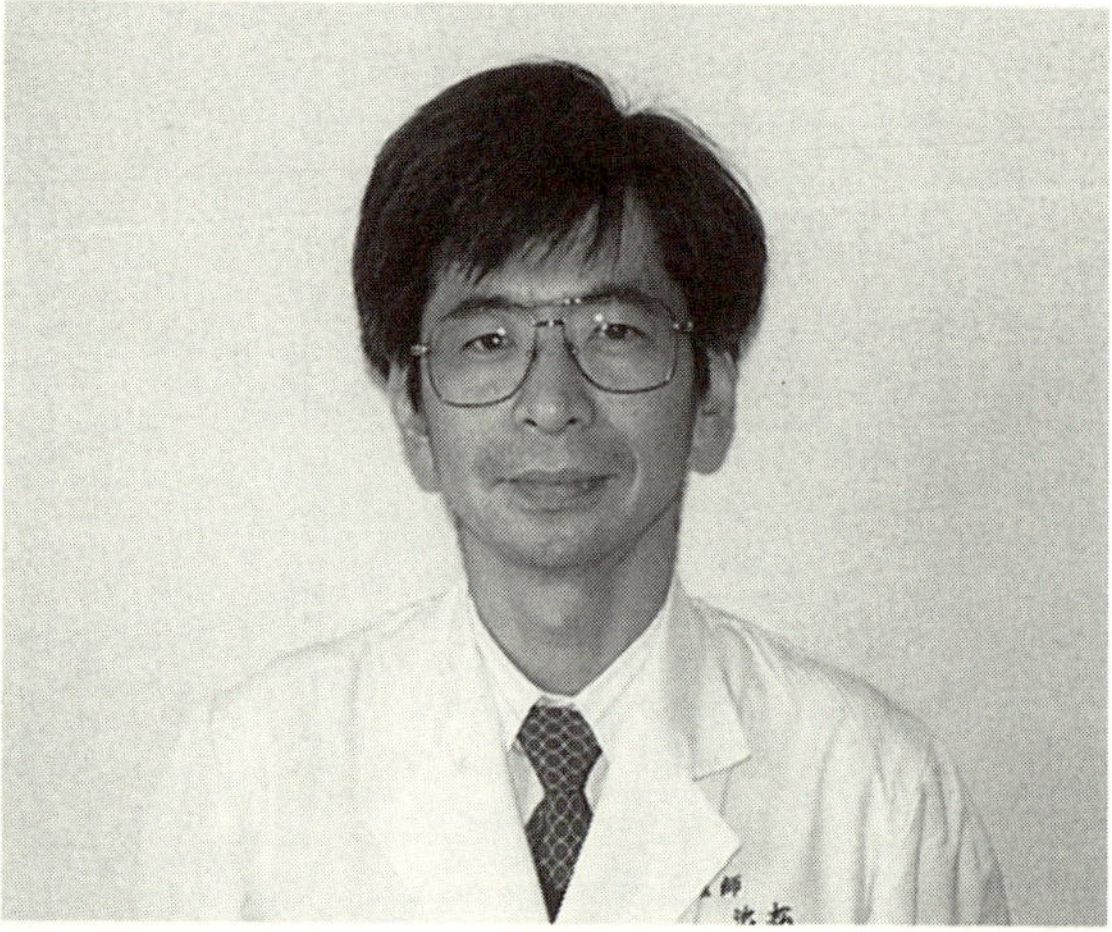

原土井病院の池松秀之医師は、飲用試験で免疫ミルクの効能を実証した

状態をいう。いまでは、中性脂肪や尿酸、血糖など西洋医学的にその値を調べれば、将来どの病気になりやすいかはだいたいわかるようになっている。

「一日一袋から三袋のあいだで飲めるだけの量を飲んでいただきましたが、一五人のなかには乳糖不耐症といってミルクが苦手な人もいて結局、予定の三ヵ月間飲み通したのは一〇人だけでした。

その一〇人でみるかぎりは、なかなかいい結果が出ています。

痛みが軽くなったという人が二名。なんとなく元気になったという人。便通が改善した人。もともとの病気そのものが治ったという人はありませんでしたが、しかし、ひとり、コレステロールが完全に正常化した人があって、これには驚かされましたね。

コレステロールを下げる薬はいいのがあるんですが、この患者さんは境界型でしたし、薬嫌いなので薬は出していなかったのです。

もうひとり、正常化まではいきませんでしたがコレステロールがかなり大幅に下がった人もいました。

人数が少ないので統計的な数字で示すことはできませんが、印象としては、病気そのものを治すより、病気の前段階である体内環境の悪化を改善するというところに免疫ミルクのよさが発揮されているように思いましたね。

それと症状の改善ですか……」

その面で、予防的に使うことができるし、特異抗体を意識的に摂り入れるということでは薬的な使い方もできる、と池松秀之医師は評価する。

「抗体は、従来も薬として使う方法はあるんです。

点滴で入れるんですがね。

しかし、免疫ミルクのように、食品として口から入れるものは初めてです。おいしく飲めて健康を復元させる力がある、ということこそ食品の強みで、薬嫌いの人や薬のダメージを受けやすい老人にはいい。

これがまずくて飲みにくかったら、薬そのものでしょう。おいしくないものは、日常的には飲もうという気になりませんから。

ただ、コレステロール低下作用については、抗体は関係ありませんから、免疫ミルクに含まれているほかの成分による作用と考えられるのですが、いまのところそれがなんであるのかはまだわかっていません。

アメリカなどの飲用試験でも、コレステロールの低下はたくさん報告されていますから、たしかに抗体以外の作用機序が秘められているのでしょう」

海外でも証明された免疫ミルクの効能

一九九三年から九五年のアメリカでの免疫ミルク飲用試験では、コレステロール値が改善された人は七二・八パーセントに達している。

血中コレステロールには善玉と呼ばれるHDLと、悪玉LDLの二種類がある。

HDLは動脈硬化の発生を抑制し進行を抑えるとともに、細胞膜をつくる材料などとしてなくてはならないものだが、悪玉コレステロールはアテローム性動脈硬化をひき起こす成人病の元凶として恐れられている。

コレステロール抑制効果

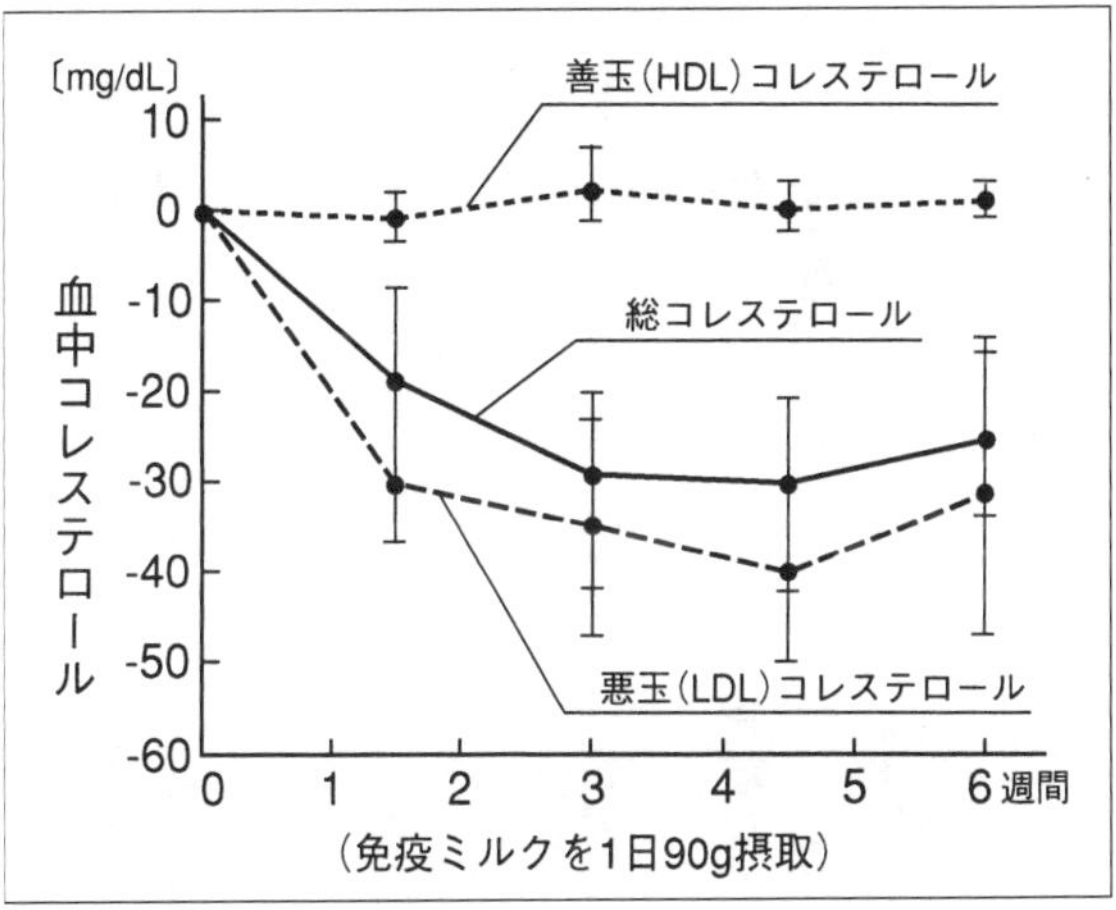

免疫ミルクは、悪玉コレステロール（LDL）だけを選択的に下げるのだ。一九九〇年、スイスの研究者グループにより行なわれた臨床試験ではそれがくっきりと出た。

臨床試験は、コレステロールが異常に高い一一人（男三名、女八名）の患者で実施された。

一一人に毎日グラス二杯（45グラム）の免疫ミルクを、八週間にわたって飲ませた。

コレステロール低下作用は、八週間の期間中ゆっくりと継続的に現われた。そして、八週めには総コレステロールが八パーセント減少し、LDLコレステロールも四パーセント低下したのである。

一九九四年には、ニュージーランド・オクランド大学のノーン・シャープ博士らのグループもコレステロール低下作用を確認する臨床試験を行なっている。

コレステロールの高い人のなかから、無作為に選んだ三〇人（男一七名、女一三名）を対象に、三八週間にわたって毎日グラス二杯（45グラム）の免疫ミルクを、二重盲検法により投与された。

このときの結果は、総コレステロールが五パーセント低下し、LDLコレステロールは実に七パーセントもの減少をみたのである。

なお、両臨床試験とも、善玉コレステロールHDLは低下しなかった。

また、ウサギを使った動物実験も行なわれているが、その実験ではコレステロール低下薬として知られるメバコール（副作用が問題になってる）と同程度のコレステロール抑制効果をみせた。

さらに免疫ミルクはメバコールと比較して、心臓の冠状動脈の動脈硬化を抑制する作用が著しく強いことが確認された。

免疫ミルクが心臓の毛細血管中の動脈内沈着脂肪を完全に抑制するという事実も明らかになった。

このようなコレステロール低下が、免疫ミルクでなぜ起こるのかについては、それらの研究者にもまだわかっていないという。

終章　生き生きとした人生をまっとうするために

健康復元力をもたらす食品〝免疫ミルク〟の無限の可能性

機能性食品という言葉は日本から世界に発信された

「牛乳とか卵などといった、動物の体でつくられる食品を人間は昔から食べてきました。それは、たんに農作物を食べるのとはまたひと味違ったものを人間にもたらしてきたのです。動物の体内で産生された抗体、生理活性物質、抗炎症物質といった生体防御物質がそれらには含まれていて、農作物とは違う意味で私たちの健康を守ってくれていることを、人間は体験的に知っていたのです。

日本でも江戸時代から、病気になると滋養になるからと、当時は高価だった卵を食べさせていましたが、あれはたんなる栄養物とは異なる病を癒す何かがそこに含まれていることを感じとっていたからなのです」

東京大学大学院農学生命科学研究科の清水誠教授は、自らが長く研究してきたその分野がいま、免疫ミルクというかたちで花開きつつあることを喜んでいる。

清水誠教授は〝免疫卵〟の研究でもよく知られるが、本来〝食品と生体防御〟を専門としてきており、その方面の著書もたくさんある。野本亀久雄教授、鈴木達夫博士とならんで日本のこの分野の研究をリードする先達といっていい。

清水教授は、その師である山内邦男東大教授の時代から一貫して、食品科学の道を切り拓いてきた。〝機能性食品〟という言葉は、いまや国際的な概念となっているが、もともとは日本で生まれた新造語である。

清水教授と山内邦男教授らの研究の流れは、その新しい食品概念の誕生に深いかかわりをもっていた。

一九八四年、文部省は〝病気予防の食品をつくろう〟という意図で、五〇人以上の代表的研究者を集め大型プロジェクトを組んだ。

二年以上にわたってつづけられたその研究プロジェクトには山内邦男教授も加わっていて、〝機能性食品〟という食品で健康を復元させる概念を表現する新しい言葉はそこでつくられ、世界に発信されたのだった。

しかし、清水誠教授はいま、静かに憤りを語る。

「日本の厚生行政も医療行政も〝機能性食品〟というすばらしい概念を制度のなかに位置づけることを怠りました。

そのあいだに、アメリカの行政機関は、機能性食品という言葉と概念を〝ファンクショナル・フード〟と直訳的に採って行政に反映させてしまいました。

それをきっかけにして、機能性食品の概念――つまり、栄養物としてカロリー摂取を目的とするだけではなく、生理活性や生体防御といった食品の第三次機能を強力にもっていて健康復元力を支援するはたらきのある食品ですが――そういう食品の概念が世界に広がったのです。ですから、外国では、機能性食品という考え方はアメリカから始まったと思われていますが、実は日本がその発進国だったのです。

世界ではすでに、十数年前から機能性食品の研究と実践が盛んになっていったが、日本ではだいぶ遅れて厚生省が〝特定保健用食品〟という名で正式に位置づけた。

しかし、これは本来の機能性食品とは似て非なるもので、許可を得るためには九項目にのぼる不自然な要件を満たし、さらに一四項目にものぼる一括表示を付さねばならず、有効活用のためというより規制のために設けられたような感じがあり、申請する食品はあまり多くない。

薬でもあり食品でもある〝免疫卵〟

清水教授の師である山内邦男教授は、ミルク研究の専門家であった。そして清水誠教授もその流れをくんだ〃牛乳のタンパクの研究〃で学位をとり、ずっと牛乳の研究をしてきたのである。

その研究のなかで、初乳の母子免疫についても考察を深めていくことになった。

そしてそれはやがて、日本人にとってはもっとも身近な食品であり、健康食品の原点でもある〃卵〃へとつながっていった。

〃免疫卵〃の研究である。

「免疫卵の研究はカナダの大学に留学中に開始しまして……方法は抗体ミルクとおなじです。ニワトリに無害化した病原菌（抗原）＝ワクチンを注射してやると、卵のなかにその抗原を無害化する抗体ができるのです。

目的をもって必要な抗原をニワトリに入れてやると、ちゃんとそれに対応する抗体が卵のなかに含まれます。

高齢者の日和見感染を防ぐための抗体を多様に含む卵とか、いろいろな目的別の卵をつくることができますからね。

免疫卵も免疫ミルクも、薬と食品の中間をいく新しい食品だと私は考えています」

清水誠教授が研究した〃免疫卵〃は四日市市の企業がすでに製品化して、一般に市販されている。

こうした研究を推し進めてきたことから、清水教授は免疫ミルクにも関心を寄せている。

「この分野の今後の問題は、抗原抗体反応だけにかぎらず、抗炎症作用とか、抗アレルギーなど非常に幅広い作用があるにもかかわらず、それらの作用機序がまだほとんど解明されていないということです。

今後、サイトカインとかいろいろな生理活性因子などとの関わりも明らかにしていかなければなりません。

もっとも、そこまで分析されると薬というカテゴリーに入ってしまうでしょうから……将来、この分野は薬と食品とふたつの分野でそれぞれに人類の役に立っていくことになるでしょう。

一般的な日和見感染や抗炎症という程度に抗体を調節したものは〝食品〟。そして、抗アレルギー抗体である〝IgE〟などを含んだものを〝アレルギーの薬〟として出す、というようにね。

いずれにしても、この分野はとても裾野が広くて、私たち人類にとっての健康と幸福に深く関わりをもつことになるはずです。

それだけに、大切に育てていかなくてはね」

一流の学者というものは、若いときからいかに遠くを見、年とともにその視野を広げていくものであるかを清水誠教授や野本亀久雄教授の話をうかがっているとつくづく思い知らされる。

老人性ゼンソクと結核性大腸潰瘍が免疫ミルクで消えた！

ゼンソクと下痢が免疫ミルク飲用数日で消失！

「私、日和見感染が怖くて二年前から人のたくさん集まるところへは行けない状態になっていたんです。大好きな音楽会に行くことさえ躊躇せざるをえなくて……。

それが、免疫ミルクを飲みはじめたら、わずか数日めくらいから、日和見感染からきていた重い症状が、つぎつぎと消えていったんです」

横浜市の主婦・大河内幸代さん（仮名・六十八歳）は、免疫ミルクの奥深い効果にただただ驚かされつづけた三カ月間に思いを馳せながら、ゆっくりと語る。

大河内さんは二年前に重い風邪をひいたときから、しつこい咳が出るようになった。病院で〝老人性ゼンソク〟と診断され、毎日点滴を受けた。しかし、咳はそれでも止まらず、帰宅すると、かならず嘔吐した。そして人混みに行くとすぐにぐあいが悪くなる。

やがて、大河内さんは肺炎を起こしていることがわかる。

「知らないうちに肺炎を起こしていたらしいんです。肺炎は治療でよくなっても、その後また起こるというふうで三回も繰り返しました。マイコプラズマ肺炎も起きて、肺に棲みついている微生物による日和見感染であることが、一九九六年五月になってわかったのです」

大河内さんは初めて聞く日和見感染について、野本亀久雄教授の本を読んでみた。いろいろと思いあたることがあった。

「以前から物を食べると決まって腹痛が起こり、お腹がグジュグジュと下痢っぽくなることがつづいていたのです。そうかと思うと突然便秘になったり、とにかくお腹の調子が安定しないのです。怖くて外食もできないんです。それから、とにかく風邪をひきやすくて、しょっちゅう熱を出したりしていまして……みんな日和見感染と関係があったんだなあ、と」

免疫ミルクが日和見感染を防ぐ切り札であることを新聞で知り、大河内さんは飲んでみたいと医師に相談した。

「薬じゃないからいいだろう、と許可をいただきまして、六月九日から免疫ミルクを飲みはじめました。一日一袋をね。

びっくりしたんですが、飲んだその日からお腹のグジュグジュがピタッとおさまったんです。薬でもないのに、まさかというような即効性で……以後、お腹のぐあいが安定して便秘も起きないの。いまにいたるまで毎日一回くらいきちんとお通じがあって……。

飲みはじめて四日めの六月十二日には、あれだけしつこくつづいていたゼンソクの咳と熱が出なくなったのです。

それで十三日になって、ずっと服んでいたゼンソクの薬をやめて免疫ミルクだけにしてみたのです。でも、やはり咳も熱も出なくて……そのあとも止まったままなのです。免疫ミルクでゼンソクがよくなったのは、間違いありません」

大河内さんがそう断定してはばからないのには、そこに論理的にもきっちり説明のつく理由があることを、あとで知ったからである。

免疫ミルクがアレルギーを防ぐメカニズム

ゼンソクはアレルギー性疾患のひとつである。

アレルギー抗原（細菌やウイルス、異種タンパクなど）が体内に侵入するとIgE抗体が体内で増加する。するとIgE抗体は抗原と反応してくっつき、白血球の一種である肥満細胞の表面に付着する。すると、肥満細胞はヒスタミンやロイコトリエンなどといった化学伝達物質を吐き出す。

それらの物質は、炎症や発熱を起こさせたり、気管支や腸の筋肉を収縮させてゼンソクや下痢を起こさせる。この炎症や発熱、咳、下痢は本来、侵入してきた細菌やウイルスを体外に排出したり、熱で殺したりしようという一種の体の防御反応だ。普通の人は、本当に戦うべき抗原が体に侵入してきたときだけ、こうした抗原抗体反応が起きるようになっている。

だが、アレルギー体質の人の場合は、なんでもないときに、IgE抗体を過剰につくってしまったり、IgE抗体が付着する肥満細胞の反応器（アンテナのようなもの）であるレセプター（受容体）が過敏になるなどして、化学伝達物質を異常放出するために、不必要な炎症や熱、気管支収縮が起こるのだ。

つまり、自分を守るために体に備わっている仕組みが暴走を起こし、自分自身を攻撃してしまうのだ。肥満細胞は、皮膚、気管支、鼻腔、そして消化管といった粘膜の内側に多く分布しているため、アレルギー反応はそうした場所で起こりやすいのだ。

自己免疫システムの暴走という意味で、アレルギーはリウマチや膠原病と隣り合わせの疾病なのである。

免疫ミルクが、リウマチを癒し、アレルギーをも癒すのは、しごく当然といえる。

自己免疫システムの暴走が起きやすい体質は遺伝によって生まれつきそなわってしまうもので、いまのところ、その体質を根本的に変える方法はまだ現代医学にはない。

ただし、その過剰で過敏なIgEが起こす反応を阻害して、アレルギー反応が起こりにくくしてやることはできる。

免疫ミルクには、IgE抗体と抗原が付着するのを阻害する抗体が含まれていて、アレルギー症状を和らげ、また、そこに含まれる抗炎症物質により炎症を緩和するということをやってのけるのである。免疫ミルクは食物アレルギーも緩和するが、それは腸管の防御壁を強化することによってアレルギー抗原が腸から体内に侵入するのを阻止するためである。

こうしたはたらきによって、大河内さんのゼンソクや発熱、下痢は改善されていったのだ。

結核性大腸潰瘍も三カ月で消失し修復した

大河内さんは下痢やゼンソクがおさまるにつれて、しばらく前から体内で起こっていたもうひとつのことが、急に気になりはじめた。物を食べたとき、胸から胃腸にかけて何か物がつかえる感じがあったのだ。レントゲン検査で大腸に鶏卵大の影があることがわかり、組織検査を行なった。

六月二十六日になって、それが結核菌の病巣であることが判明した。腸結核で大きな潰瘍ができていたのだ。すぐ結核の薬が出され、大河内さんは免疫ミルクとともにそれを飲んだ。

「三カ月後の九月十日に、腸の内視鏡検査を受けました。お医者さんったら首をひねりながら見て、何かぶつぶついうものだから、私てっきり悪化しているものだと不安になりましたけれど……終わってから、おっしゃったんです。

潰瘍がまったくなくなっている。あったところはひきつれになって治っているって——」

そして、もう結核薬は服まなくていい、やめて少し様子をみてみよう、と大河内さんはいわれた。

「あと一年のあいだに再発しなければ大丈夫だから、慎重に観察していきましょう、ということになったのです。私、そのとき思ったんです。結核菌も自分の免疫力が低下していたから日和見感染で発病したのではないかって……」

その後も大河内さんは免疫ミルクを一日も欠かすことなく飲みつづけている。

「風邪が流行してもひかないし、友達に、あんたこのごろいやに元気いいわねっていわれるんです。でも、私はひそかにもうひとつ免疫ミルクに期待していることがある。

若いころ、リウマチの気があって医者に通ったことがあるんです。そちらの体質にも免疫ミルクはついでに何かいい効果を発揮してくれているんじゃないかしらって……」

大河内幸代さんはいま、ゼンソクの薬も結核薬も服んでいない。そして、すこぶる元気で人混みにも平気で出かける。結核観察期間の一年まであと四カ月。その日を愉しみに弾むような日々を送っているという。

免疫力を保持すれば内なる自然・外なる自然と幸せに共存

俳優の本郷功次郎氏が見抜いた免疫ミルクの〝生かしあい〟の生命原理

あまり宣伝しているわけでもないのに、免疫ミルクを飲む人たちはいま意外なところまでジワジワ広がっている。医師や薬剤師など医療関係者、飲んでなんらかの効果を実感した人たちからの口コミで知ったという人が多いようだ。

俳優の本郷功次郎氏（五十九歳）も一年以上前から免疫ミルクを手放せなくなっている。

本郷功次郎氏は立教大学在学中、大映にスカウトされて映画『講道館に陽は昇る』でデビューし、またたくまに人気スターの座についた。八〇本以上の映画に主演あるいは準主演として出演している。その後、舞台俳優としても活躍し、いぶし銀のような渋い芸域を広げていった。

しかし、本郷氏にはこうした役者の顔とは異なる、もうひとつの顔があった。人間本郷功次郎（本名である）としての生き方である。

本郷氏は家庭人としてふたりの息子の父親であり、夫でもある自分を、市井人とおなじように保持するようつとめている。

いまも、外でのつきあい酒はできるだけ避け、夕食は可能なかぎり家で家族とともに好きな晩酌をやりながら摂る、という。

そして、力を入れている講演活動では〝幸福論〟〝心・体・知の健康〟などをテーマに語り、さらに、ジャーナリストとしても月刊グラフ誌〝国際グラフ〟で二十年以上インタビュー取材をつづけている。この人は話をうかがっていけばいくほど奥行きが深く、簡単に俳優というレッテルを貼ってすましてしまえるような存在ではないことに気づかされる。

本郷氏と免疫ミルクの出会いは、国際グラフ誌のインタビュー取材のなかでやってきた。

一九九六年三月、インタビュー取材のために本郷功次郎氏は兼松ウェルネス㈱の伊藤道代《みちしろ》社長（当時）と面会した。

「経営哲学などをおうかがいするなかで、その会社がアメリカのスターリ研究所と提携して〝免疫ミルク〟というまったく新しいコンセプトの健康復元食品を世に送り出しているということを知ったのです。

私はそのバックボーンとして貫かれている〝母子免疫〟理論を聞いたとき、これだ！　と思いました。それは、理論というより〝生かしあいの哲学〟そのものじゃないか、と……。

母親が子を生かす。腸内細菌と人間の共存。外界の細菌たちとの生かしあい——自分たちが

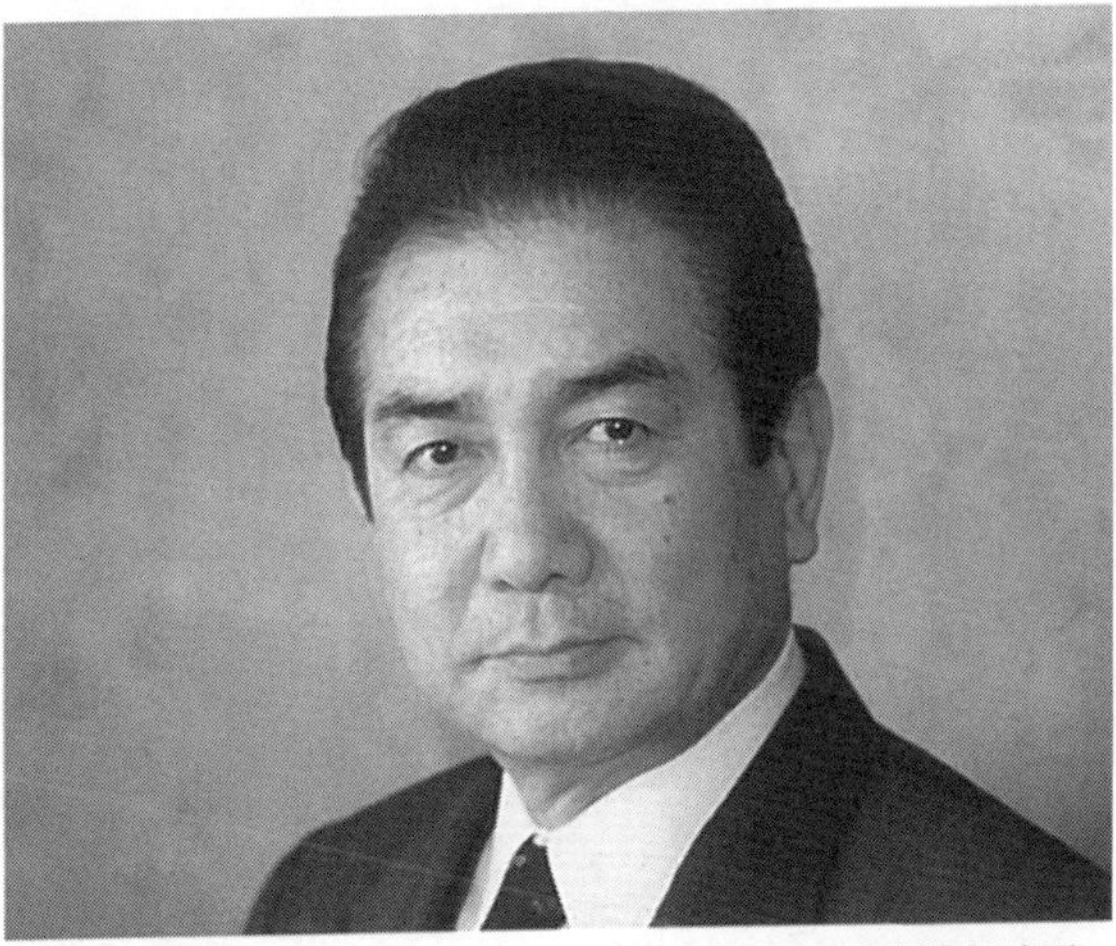
母子免疫理論のなかに〝生かしあいの哲学〟を見たという本郷功次郎氏

生きていくということを考えても、そういうなかで生かされている自分であることがよく見えてきますが、もう少し目を大きく拡げてみると、地上のほかの生命たちとも樹や草や花とも、石とも水とも、そして地球、太陽とも互いに生かし生かされあっている、という生命の根源につながっていく——そういう哲学を母子免疫は私たちに具体的に教えてくれているように感じたのです。

大げさかもしれませんが、私たちは宇宙によって生かされていて、しかも私たち自身ひとりひとりが宇宙を構成する一分子でもある、ということです」

本郷氏は免疫ミルクをそこで見せてもらった。

「いま感じたことは間違いなかった。触れてみてすぐ私はそう直感しました。それが発する

〝気〟で動物的にわかってしまったのです」

免疫ミルクの効果を実感、体じゅうに活力が

本郷功次郎氏は七年ほど前から、妻で女優の古城都さんとともに、西野皓三氏の西野式気功に入門し、気功能力を自らのものにしていた。

大学時代は柔道部の黒帯だったという本郷氏は、いまでも立派な体格をしているが、実は生まれたときは七〇〇匁（約二・六キログラム）しかなく、しかもアレルギー体質で中学生まではひどいジンマシンと風邪に悩まされる虚弱児だったという。

体を鍛えてその体質を克服するために柔道を始めたといっても過言ではないのだ。

「気功をやると胸腺へ気が集まって免疫力が上がりますから、体調がとてもよくなり、精神の面でもいろいろ潜在意識レベルでの気づきがはじまります。

宇宙意志といいますか、何か宇宙を動かしバランスさせているおおもとのようなもの（筑波大学応用生物化学村上和雄教授はそれをサムシング・グレートと呼ぶ）から送られてくるサインらしいものを大事なときに感じ取れるようになってくるのです。

そういうものがやってきたら、その宇宙意志のようなものに従って行動すれば、だいたい間

違いないことを、私は体験的に知っていまして……。

免疫ミルクのことを初めて聞き、それに触れたとき、私は動物的触角とでもいいましょうか、そんな感じでこれはこれからの私たちにとっては必要な大事なものになる、と信じたのです。そして、その直感は間違っていなかったのです」

本郷功次郎氏はその直後免疫ミルクを取り寄せ、飲みはじめた。

本郷氏は、そのころはもちろん気功などでとても元気になっていたが、それでも風邪だけには弱かった。

「とにかく、巷で風邪が流行すると、家でまず真っ先に私が風邪にやられて、アレルギー体質がまだ残っているんでしょうか咳がひどくなり、下手すると熱も出るのです。

そして、家族が流行期間中にひととおりひき終わると、最後にまた私が仕上げみたいに風邪にやられるわけです。

その年の夏は、風邪の流行はなかったので特に風邪に対する免疫ミルクの効果はわかりませんでした。ただ、なんとなく全身的に活力が出るというか元気になってきたという感じで……。

でもね、私は奇妙なことに免疫ミルクのはたらきに疑問を抱くことが一度もなかったのです。

はっきり申しまして、講演で健康と幸福について語ることも少なくない私のところには、いわゆる健康食品というものは、あちこちから飲んでみてください、といただく機会が多いのですが、ほとんど飲んだことがないんです。私の動物的触角に触れてこないからです。ところが、免疫ミルクだけは、特別に体に何か大きな変化が現われるわけでもないのにやめる気などまったくしなかったのです」

一九九六年十一月になって、本郷氏は初めて免疫ミルクの効果を体で実感することになった。その年は秋口からインフルエンザ（香港A型）が大流行の兆しをみせ、保健所や厚生省も警告を発していた。

「吹きっさらしのなかでゴルフをやると、例年はたいてい翌日に風邪をひくんですが、その初冬はまったく大丈夫なんです。

そのうち警告どおりインフルエンザが大流行してくると、うちもで大学三年と四年の息子が風邪をひいて、やがて妻もひきましたが、私は家じゅうが風邪をひいていてもなんともないのです。

免疫ミルクを飲んできた効果が、こういう状況のところで出てきた、と確信しましたね」

免疫ミルクで上手に生かしあう生活が築ける

その冬、本郷氏は一度も風邪をひかずにすんだ。仕事上外で無理な撮影をしなければならないことも多く、これは明日くらいから風邪にやられるぞ、という感じがすることは何度かあったが、翌日起きてみると体に力が満ちていて風邪の気配はまったく消失しているのだという。

本郷氏はむろん、妻とふたりの息子にも免疫ミルクを飲むようにすすめた。しかし、家族は、免疫ミルクはそう安いものでもないから家族みんなで飲むのはたいへんだとして、家でいちばん大事な人に切らさずに飲んでほしいといい、いまも本郷氏ひとりが飲ませてもらっているという。

故意に美しく装われた話のように思われる方もあるかもしれない。だが私は、本郷氏が取材の合間のふっと息を抜いたときにポツリといったつぎのような言葉を聞いて、この人の語ることはすべて真実であることを確信したのである。

「私ね、いまも着ている下着、お古なんですよ。息子たちのお古でね」

ごく自然な感じで口から出たその言葉が何を意味しているか、私は最初耳にしたときほとんど理解できなかった。はあ、とかなんとかアホ面して本郷氏の口もとを見たに違いない。

「下着はね、直接肌に接するものですから人の体に強い影響を与えます。ですから、下着だけはいい〝気〟をもつ本物素材のうんといいものを息子たちに着せてやりたいと思って買ってやるんです。

モノがいいですから、いつまでも長持ちしますよ。だからね、適当に古くなったら、私が着て下着も寿命のあるうちは生かしてやるんです」

私はその話を、家に帰って女房にしたところ、わががさつな妻は一言のもとにいった。

「親と子が逆じゃないの」と――。

しかし、いかにも世間とは逆に見えるその行動様式は、本郷功次郎氏が人生のなかで自ら鍛えあげてきた確固たる生命哲学によって、しっかりと支えられていたのである。

なぜ、そんなやり方をするかについて、本郷氏はこういったのだ。

「ふたりの息子は私の家に生まれてきてくれましたが、だからといって息子たちは私のものではなくて、一時、この世でお預かりしているだけなんです。

人は誰でもそれぞれの生き方で、この地球上に何かをもたらすために生まれてくるのでしょう。そういう魂を預かっているのですから、大事に見守って、やがて社会に自力で翔び立っていけるように見守ってやるのが、親となったもののつとめなんじゃないかとね……」

本郷功次郎氏の生涯の代表作は70ミリの大作映画『釈迦』で世界的な大ヒットになった。

主演したそのとき本郷氏は、釈迦の生命思想について深くは知らなかったという。だが、演じながら釈迦の行動と生き方へのひっかかりはいつも感じ、それが本郷氏の心のかさぶたとして残ったようだ。

のちに、本郷氏は多く人や出来事や気功などとの出会いのなかで、そのかさぶたのひとつひとつを自らが剝がし、そこに隠された生命の真実を自分のものとしていったのである。

「免疫ミルクも、母子免疫というすごい生命の生かしあいの仕組みを通して、私に大切なことをたくさん教えてくれました。

きっと、そうとはっきり意識しないまでも、免疫ミルクでそういう生命の仕組みの存在をなんとなく感じている人は、少なくないのではないか。そんな気がしてならないのですが……。

今後、免疫ミルクは、いま私たちが想像する以上の大きな存在として、人びとに迎えられるようになるんじゃないか、という予感がしてならないんですが……」

そういい残して本郷功次郎氏は、取材場所のホテルから、残照に浮かびあがる新宿の街の雑踏のなかへと紛れこんでいった。

家族の待つ家へ帰るために――。

ついに誕生！　免疫抗体食品研究協会（I‐FA）

機能性食品と薬はともに健康を守るという目的をもちながら、その基本哲学において天と地ほどの違いがある。

薬はすでに発症してしまった病気を治そうというのに対し、機能性食品は体に秘められる免疫力や自己治癒力といった健康復元能力を、目的に添って活性化することにより病気を防ぎ、さらに一歩踏み込んで積極的に生命力を高め、人生の質を輝かせようというものである。

薬にはすでに起きてしまった病気を力づくで治そうという側面が強く、そのためには「ある程度、体に副作用が起きてもやむを得ない」という前提に立っている。

だが、機能性食品は日常的に食べる食品の延長線上にあって、健康を維持し体の潜在能力を引き出して、より活動的で能動的な人生を可能にしようというプラスアルファの思想に貫かれている。当然副作用など絶対あってはならない。食品の一種であるからには日常生活に食品として組み入れることが充分に可能でもある。

そして、病気になったとき食事がいっそう重要になるように、機能性食品にも独自の出番がある。体力の土台であり、治癒に不可欠の免疫力や内分泌機能、代謝機能、自律神経のはたらきを賦活、バランスさせて、薬や手術といった医療を根本部分から支える役割を担うことができるのだ。免疫ミルクは高機能乳製品として、その抗体機能を医療の補助に役立てることができるのである。

こうした可能性をより適切に活用するために、しっかりした研究体制と安全・公正な管理体制をという世界的な要請によって、二〇〇二年四月「NPO法人　免疫抗体食品研究協会（I－FA）」（理事長吉開泰信九州大学副学長）が設立された。

病気にかかりにくい健康な体を維持できるよう、正しい食生活と免疫抗体食品についての知識を広めようという啓蒙活動が始まったのである。

二〇〇九年は東京、広島、福岡などで大掛りなフォーラムが行なわれ、アメリカの免疫ミルク研究をさらに深化させた野本亀久雄博士や吉開泰信理事長を中心に、活力ある高齢化社会を実現するための病気にかかりにくい方法と生き方について、目からウロコの話が次々に披露された。特に初乳による母子免疫やストレスと健康維持については、研究者たちの専門分野からの薀蓄の数々が贅沢に語られ人々を驚かせた。

「精神的刺激でも肉体的刺激でも、あるいはいい刺激、不快な刺激に関わらず、同じ刺激が繰り返されるとき、それはすべてストレスになる」という話は参加者の目を開かせた。

こうした啓蒙活動はその後も日本全国各地で行なわれているが、この状況を見るとき、一九八四年文部省（現・文部科学省）の「病気予防の食品を作ろう」という意図による大型プロジェクトの悲願が、いまこういう形で現実のものになっているのだな、と感慨を覚えざるをえないのである。

今世界はあらゆる分野で大改革の時代を向かえ、新しい価値観の産みの苦しみの真っ只中にあるが、少し広い目線で見渡してみると私たちの社会は〝健康で長生き〟する時代に向けて明らかに進化しつつあることを実感できるのである。

改訂新版

免疫《めんえき》ミルクはなぜ
リウマチ、ガン、感染症《かんせんしょう》に効《き》くのか

著者 旭丘光志《あさおかこうじ》

発行所 株式会社 二見書房
東京都千代田区神田三崎町2-18-11
電話 03(3515)2311［営業］
03(3515)2313［編集］
振替 00170-4-2639

印刷 株式会社 堀内印刷所
製本 株式会社 村上製本所

落丁・乱丁本はお取り替えいたします。
定価は、カバーに表示してあります。

ISBN978-4-576-10044-9
http://www.futami.co.jp/

※本書は1997年6月に刊行された書籍の改訂新版です。

FUTAMI